AF405369

Unidad Médica Presidencial

Los secretos del cuidado
de un dignatario

CHRISTIAN ADRIÁN CAROLI

Unidad Médica Presidencial

Los secretos del cuidado de un dignatario

Editorial Autores de Argentina

Caroli, Christian Adrián

  Unidad Médica Presidencial : los secretos del cuidado de un dignatario / Christian Adrián Caroli. - 1a ed . - Ciudad Autónoma de Buenos Aires : Autores de Argentina, 2020.

  200 p. ; 21 x 15 cm.

ISBN 978-987-87-0724-2

1. Ensayo Sociológico. 2. Ensayo Político. 3. Medicina. I. Título.
CDD 306.24

EDITORIAL AUTORES DE ARGENTINA
www.autoresdeargentina.com
Mail: info@autoresdeargentina.com

Índice

Prólogo

La medicina dignataria implica la provisión de atención médica a los líderes gubernamentales y otros individuos de alto perfil, colectivamente referidos como "dignatarios". Los mismos incluyen jefes de estado, presidentes, miembros de las familias reales, funcionarios del gobierno, embajadores, celebridades, atletas, hombres de negocios de alto rango y otras personas muy importantes.

Los dignatarios tienen un mayor grado de privacidad que los ciudadanos comunes. Esto conlleva un conjunto muy específico de requisitos de atención médica, diferentes a las del público en general, que incluyen la necesidad de cuidados preventivos, protectivos y personalizados de alta calidad las 24 horas del día. La medicina dignataria a menudo es impartida por funcionarios designados por el gobierno; este personal posee una amplia variedad de antecedentes médicos, frecuentemente con muy poca estandarización en su capacitación. De aquí la relevancia del acceso rápido a la información y normatización de protocolos como bases fundamentales para el éxito de estas operaciones.

Las unidades médicas presidenciales están destinadas a proteger la salud del primer mandatario, sus familiares y asociados en todo momento y lugar. Hablar de medicina protectiva para dignatarios (existe también medicina protectiva para criminales y presos de alto perfil), implica necesariamente abordar la integración de principios médicos de emergencias, salud preventiva/ejecutiva, así como conceptos de medicina operacional, táctica y austera, integrando todos estos con principios de seguridad protectiva (estática y dinámica). Es una combinación no tradicional, que implica un abordaje complejo y multifacético, por lo que precisa de un entrenamiento continuo que solo se adquiere ante la necesidad de operar en una de estas unidades especializadas.

El entorno "secreto" de estos dispositivos médicos/seguridad han llevado tradicionalmente a una *pausa* en los conocimientos y prácticamente a la ausencia de guías y textos objetivos. Esto ha dado como resultado la necesidad de tener que volver a empezar ante cada nuevo equipo presidencial, creando una difícil y a veces peligrosa curva inicial de aprendizaje.

En la última década hemos visto relevantes avances en la estructura, contenido y ciencia asociada a la medicina para protección de dignatarios. Para Latinoamérica la principal fuente de estos avances tuvo su origen, sin lugar a duda, en la Unidad Médica Presidencial Argentina (UMPA). Bajo la dirección de los doctores **Simón Salzberg** y **Christian Caroli**, la UMPA asumió importantes retos regionales, trabajándolos con un gran sentido de éxito operacional, pero también con un importante propósito solidario-académico destinado a compartir experiencias y aprendizajes logrados en conjunto con las áreas de seguridad. La celebración del G20 en Buenos Aires, Argentina, en el año 2018 fue un gran catalizador. Reunió a los 20 principales líderes mundiales y requirió del desarrollo de estrictos esquemas de seguridad y optimización de las líneas de entrenamiento. En el año 2019, en un esfuerzo visionario de la UMPA en colaboración con el programa de *Medicina Protectiva de la Universidad de Harvard*, organizaron una gran cumbre académica en la ciudad de Buenos Aires. Convergieron allí más de una docena de expertos internacionales en seguridad y medicina protectiva, todos con el fin de integrar criterios y crear un consenso sobre competencias en esta área especializada.

"Unidad Médica Presidencial: Los secretos del cuidado de un dignatario" es una increíble obra realizada por el **Dr. Christian Caroli**. Un gran amigo y excelente cardiólogo argentino quien tuvo la oportunidad de liderear y llevar a la UMPA al próximo nivel en su proceso evolutivo. En ese transcurso tuvo la valiosa visión de compartir experiencias y crear colaboraciones transcendentales a nivel global, y de esta forma, acercar a muchos más el aprendizaje de esta *«medicina secreta»*. Hoy y como resultado de esta importante publicación, no solo podemos aprender de las vivencias personales de un médico líder latinoamericano, sino también observamos una apertura a este conocimiento que nos permite comprender mejor esta nueva área. Gracias a ello más unidades a nivel global podrán acceder a este conocimiento. Sin lugar a duda, el **Dr. Christian Caroli**, con sus valiosas experiencias, abre de una forma contundente el mundo de la medicina protectiva y presidencial, impactando de forma definitiva en el conocimiento global asociado a esta disciplina médica poco conocida. *GRACIAS TOTALES* Christian por darnos la oportunidad de aprender y colaborar contigo.

Dr. Amado Alejandro Báez MSc, MPH, PhD, FACEP, FCCM
Profesor, Vice-Chairman y Director Centro de Medicina
Operacional
Departamento de Medicina de Emergencias,
Medical College of Georgia
Facultado, Harvard/BIDMC Fellowship en Medicina Protectiva
Asesor en Salud Pública del Presidente de la República Dominicana

Prefacio

Buenos Aires, 8 de enero 2019

……Por favor, implanten a las 18 hs en el H, de todas formas, estén en apresto por probable salida terrestre de la cápsula hacia RPO……

Ciertamente la carrera de medicina te prepara para muchas cosas, para muchas otras no. Cuando te recibís y pensaste que habías llegado, en ese preciso momento te das cuenta que solo es el principio de lo que significa la medicina, y por qué no, la vida en muchos aspectos. Te das cuenta que estás en el segundo subsuelo de aquella escalera que deberás empezar lentamente a recorrer y a veces no solo va para arriba.

Durante los años que cursé la carrera de medicina y luego mi residencia de cardiología, fui a tantos congresos y charlas, que ya sabía de memoria lo que venía. Escuchaba a mis héroes de la cardiología hablar de síndromes coronarios, insuficiencia cardiaca, enfermedades valvulares y me emocionaba. Estudiaba y estudiaba. Intentaba disecar cada palabra, entender la raíz de cada dato. Para aquellos que no son médicos, permítanme contarles que la literatura médica tiene una enorme diferencia con la literatura no científica. Las publicaciones médicas, los libros y en mayor medida los artículos de revistas científicas, están conformados por una compilación enorme de información, dato tras dato, números, estadísticas, tablas y gráficos compactados en pocos renglones. Muchas veces cuando leo una nota de un periódico pienso, "Si esto fuera un artículo médico entraría en tan solo un renglón y medio". Hubo un momento que me empezó a aburrir, debo reconocerlo. Tal vez la falta de estímulo de la carrera de los jóvenes profesionales y la ausencia de tutores científicos es una gran deuda que veo en mi sociedad. Por ello, empecé a pensar diferente. Empecé a intentar hacer cosas de manera distinta, innovar, ver el potencial de las nuevas alternativas y poder contribuir para hacerlas crecer. Ese es uno de mis motores más importantes. Haber ingresado a la Unidad Médica Presidencial Argentina (UMP o UMPA), que significó un enorme desafío, lo considero parte de este proceso, así como escribir este libro y no dejar que las cosas simplemente se las lleve el huracán de la rutina diaria. Este es un momento de reflexión.

Los dos primeros renglones son parte de la jerga que tuvimos que aprender rápidamente para desempeñar este nuevo rol. Somos médicos, estamos acostumbrados a palabras raras y las incorporamos con facilidad, pero acá había un estrés adicional, tenía que ser muy rápido y no había lugar para los errores ni las dudas.

No existe un único modelo de unidad médica presidencial o su homóloga en caso de la realeza, unidades médicas reales, pero el concepto inicial es simple: cuidar, o más bien proteger, la salud del primer mandatario. No parece tan difícil en principio, ¿verdad? Los médicos estamos acostumbrados a ver cientos de pacientes en consulta ambulatoria, hospitalizados, intubados con asistencia respiratoria mecánica, muchas vías endovenosas con solución fisiológica y drogas, etcétera. Cuidar a una sola persona presuntamente sana, no puede ser tan difícil... Me he dado cuenta en estos años que muchos piensan que la unidad médica presidencial es tan solo el "médico que le toma la presión al presidente". Por supuesto, apenas ingresé noté que no podía ser nada más lejano a eso. En principio ya no era una sola persona, sino una familia entera y con dos de sus miembros en edad pediátrica; y luego se extendería más aún, ya lo describiré oportunamente en los capítulos siguientes.

La idea fundamental de este libro es desarrollar de qué se trata una Unidad Médica de Protección de Dignatarios a través de mis experiencias en la **Unidad Médica Presidencial Argentina** durante el periodo 2016 – 2019. Describiré en forma amplia las características que tienen o deberían tener este tipo de organizaciones. En las próximas páginas el lector encontrará cómo se estructuran estas instituciones, quiénes las conforman, cómo se diseña un operativo, cómo debe estar equipado y capacitado el personal, entre muchas otras cosas. Además, el libro cuenta con dos excelentes capítulos de autores invitados: el Comisario Marcelo Degregorio, experto en seguridad presidencial y la Licenciada Micaela Méndez, coach vocal del presidente. Con la intención de que sea un libro que pueda ser disfrutado por médicos que estén interesados en el tema, así como no médicos que se vean atraídos por la historia, propondré mezclar ambos mundos, aunque con algún sesgo técnico, debo admitirlo. Relato vivencias reales que tienen por objetivo describir una metodología de trabajo. Contaré en forma reflexiva acontecimientos desde una perspectiva personal, pero a la vez, escribiré sobre todos aquellos procedimientos que hemos implementado para asegurar la salud del primer mandatario. No será un libro de memorias, ni puramente un manual médico de protocolos y normas. Creo que hemos hecho cosas nuevas, interesantes y profundas, al menos para nuestro entorno. Es el libro que hubiera querido tener conmigo el primer día que ingresé a Casa de Gobierno para entender cabal y rápidamente una Unidad Médica Presidencial. Además, he incorporado enlaces a videos con material inédito de nuestras actividades donde pondrán vivenciar en primera persona qué es ser un médico presidencial. Estoy convencido que es una obra que será de gran utilidad para todo aquel que realmente desee conocer cómo se trabaja en la protección de la salud de un dignatario.

CHRISTIAN ADRIÁN CAROLI

Medicina de Protección de Dignatarios, una nueva especialidad

VIP, very important person, es una designación que alude en forma genérica a una persona altamente influyente o con poder: políticos, empresarios, hombres de negocios, artistas, deportistas o celebridades. En cambio, denominamos dignatarios a un subgrupo selecto de VIPs conformados por líderes políticos muy relevantes (presidentes, gobernadores, embajadores, etcétera), reyes o miembros de una familia real y líderes religiosos de alto perfil entre otros, cuya salud adquiere una relevancia e influencia política, geopolítica y/o económica en la vida de un determinado país, región o incluso a nivel mundial. Si bien las celebridades, atletas o músicos, suelen presentar características que se asimilan a dignatarios en determinados países y/o circunstancias (Ej. Bono, líder de U2[1]), creemos a modo de clasificación que es correcto diferenciarlos. La relevancia política en el caso que se viera comprometida la vida de un dignatario es tal, que puede producir una conmoción doméstica y/o internacional (ver imagen). Como describen en su artículo **Aaron** y **Rockoff** publicado en la prestigiosa revista *JAMA* (Journal of American Medical Association), si el intento de asesinato del presidente **Reagan** en 1981 se hubiera consumado, la historia de los EEUU y del mundo hubiera sido otra[2].

La medicina de protección de dignatarios (MPD), aún en el año 2020 no constituye una especialidad en sí misma, pero muy probablemente se encuentra en el camino de serlo. Las máximas autoridades mundiales cuentan con unidades médicas especializadas para cuidar de la salud del VIP. Toda vida es importante, pero la vida del primer mandatario de un país tiene otras implicancias. Los presidentes y primeros ministros suelen ser elegidos por un plazo que va entre los 4 a 6 años en la mayoría de las repúblicas democráticas del mundo; y en el caso de los reyes o figuras religiosas los cargos son, generalmente, vitalicios. Sus investiduras son centrales en la vida política y económica de un país o región: han sido designados por el pueblo o por las autoridades gubernamentales como las personas encargadas de conducir los destinos de una nación y, cuando su salud se ve afectada, afecta la vida del país que lidera. Lo mismo puede suceder, a otra escala, en una empresa cuando el presidente o director general permanece fuera de funciones por una enfermedad. Pero lo anteriormente mencionado, en la vida de un país reviste mayor gravedad y puede tener consecuencias muy importantes para su población o incluso para el mundo en el caso de los líderes de las grandes potencias como EEUU, China o Rusia. De allí, la importancia central de la MPD.

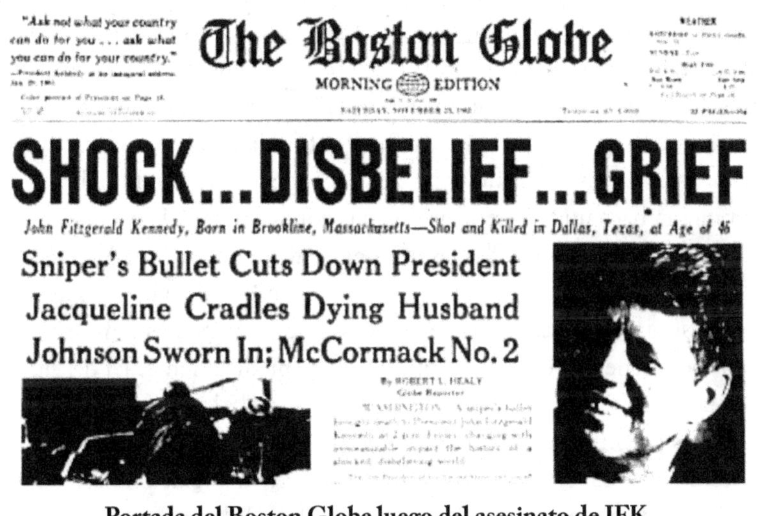

Portada del Boston Globe luego del asesinato de JFK.

Inicialmente los primeros programas de protección de dignatarios surgieron como una necesidad para los ejecutivos de alto rango y políticos que requerían cobertura por los frecuentes viajes internacionales de negocios a regiones con inestabilidad política y social, con una infraestructura deficiente y/o condiciones sanitarias precarias. El objetivo central era reducir el riesgo personal, proteger su salud y por supuesto con ello, su misión y productividad. Tiene un impacto aún más significativo en el caso de encuentros multilaterales o de carácter humanitario.

Por otro lado, a los médicos no especializados e instituciones médicas ajenas a la MPD les resulta muy complejo el manejo de los pacientes VIP. De aquí surge el concepto del "Síndrome VIP". Es decir, la influencia directa o indirecta sobre las decisiones médicas, sea de hecho o tácitamente por parte del mismo VIP, su familia o comitiva induciendo a eventuales conductas riesgosas por parte de los profesionales. Los mismos se apartan de los protocolos establecidos, recomendaciones o normas escritas en pos de complacer al paciente, ahorrar tiempo, minimizar el dolor o darle mayor confort. Los atajos en medicina, en general, no son una buena opción. Otra definición propuesta por **David Alfandre** y cols. es la siguiente: "El VIP es un paciente muy influyente cuyos atributos *personales* y *características* coinciden con su conducta, y posee el potencial de influir significativamente en el juicio del médico". En este sentido algunos definieron el acrónimo VIP como "very influential patient" (paciente muy influyente) o "very intimidating patient" (paciente muy intimidante) para especificar las características personales del VIP y su ascendencia sobre el médico [3.] Esta definición hace una diferenciación en la conducta del VIP, ya que refieren en su artículo que no todas las personas influyentes utilizan su lugar de poder en la relación médico paciente. Personalmente he visto muchas veces estos síndromes y siempre he repetido que las personas famosas o poderosas son generalmente las peores tratadas médicamente. El desvío de las guías de tratamiento, la toma de decisiones "a la carta", es decir basada en las preferencias infundadas del paciente o familia, genera los peores resultados. La "relación médico-paciente" es una relación desigual de poder, el médico está acostumbrado a controlar o liderar naturalmente este vínculo. La medicina trae consigo una tradición de conexión con el paciente de carácter paternalista, que aún hoy, aunque en declive, persiste en muchos casos. El buen médico debe tener el comando, constituye su lugar natural. Lo debe hacer desde la protección, otorgándole confianza al enfermo, compartiendo sus decisiones con base en su profundo conocimiento, experiencia y convicción del mejor tratamiento contemplando, dentro de lo posible, las expectativas y deseos del paciente. También, delineando respetuosamente los límites y explicando los riesgos y beneficios de las decisiones médicas. El paternalismo ha dejado de ser la forma correcta de la relación médico-paciente. Actualmente ha evolucionado y la autonomía de voluntad del individuo es lo que rige o debería regir en esta interrelación. Es la capacidad del paciente de decidir por sí mismo qué es lo que prefiere luego de una adecuada y completa información consentida acerca del proceso de su enfermedad, riesgos y beneficios de la conducta, tratamiento o intervención propuesta. El deber del médico es informar a conciencia, con tiempo, siendo explícito y claro, para que el paciente pueda decidir con libertad de conciencia qué prefiere. Muchas intervenciones en la cardiología de hoy, por ejemplo, tienen diferentes formas de proceder médico. Ninguna es incorrecta y como profesional uno puede preferir un tipo de aproximación, pero debe informar adecuadamente las opciones y permitir que la decisión sea compartida con el paciente, quien tiene un rol protagónico y fundamental. Por supuesto, finalmente el médico realiza la indicación de la práctica con el consentimiento informado del paciente, que en intervenciones invasivas se realiza mediante un documento por escrito.

En el caso del paciente VIP, no es poco frecuente que la relación de poder médico- paciente se invierta, y pueden surgir situaciones tales como:

- El paciente "sugiere" o indica al médico un procedimiento o tratamiento "out of label" que desea realizarse con base en un criterio no científico. Ejemplo: recomendación de un amigo o allegado.
- Modificación de los protocolos médicos en forma deliberada. El profesional puede tender a evitar procedimientos invasivos necesarios o indicar procedimientos preventivos innecesarios.

Este tipo de situaciones generan tensión con el profesional y el síndrome VIP pueda aparecer. Es el momento donde el médico debe tomar el comando de la situación e intentar explicar los riesgos de los atajos o conductas que no se apegan a las guías de tratamiento. No es sencillo. Un ejemplo extremo fue la muerte de **Eleonor Roosevelt** (diplomática y activista por los derechos humanos, esposa del presidente de los EEUU **Franklin Roosevelt**) producto de una tuberculosis miliar "acutissima". El diagnóstico presuntivo inicial de anemia por aplasia medular, efectuado sobre la base de aspiraciones en lugar de biopsias de médula ósea como era recomendado, no permitió efectuar el diagnóstico de certeza a tiempo. La biopsia es un procedimiento doloroso que quiso ser evitado para el confort de la paciente. Como parte del tratamiento de la anemia aplásica fueron indicados corticoides en altas dosis que agravaron la enfermedad infecciosa. La tuberculosis se diseminó sin control del sistema inmune y falleció el 7 de noviembre de 1962. La autopsia confirmó que la extensa tuberculosis miliar fue la causa de la muerte, ya que había bacterias en los pulmones, hígado, bazo, riñones, etcétera. **David Gurewitsch**, médico personal y amigo íntimo de **Rooselvelt**, quien dos años y medio antes había derivado a **Eleonor** al hematólogo dijo luego de su muerte: "Nosotros podríamos haber tenido el mismo diagnóstico un año atrás"[4].

Un artículo publicado por la revista Cleveland Clinic Journal of Medicine titulado "Cuidando a los VIP: nueve principios" ("Caring for VIPs: Nine principles"), describe nueve puntos centrales para que las instituciones médicas puedan lidiar adecuadamente con esta situación[5]:

1. **No romper las reglas**: seguir los protocolos en medicina siempre es la mejor opción. Saltear pasos o tomar atajos, frecuentemente conduce a errores médicos.

2. **Trabajar en equipo**: respaldarse en profesionales de diversas especialidades en caso necesario.

3. **Comunicar, comunicar, comunicar**: la comunicación con el paciente, familia y equipo debe ser permanente.

4. **Manejo cuidadoso de la comunicación con los medios**: este tema es para un capítulo aparte. La información médica de un paciente solamente puede ser divulgada bajo el expreso consentimiento del mismo. Debe ser otorgada en forma precisa, por un solo interlocutor, y luego de delinear claramente una estrategia institucional de comunicación.

5. **Resistir el "síndrome del jefe"**: no siempre el jefe es el más apto para un caso a pesar de ser el encargado de la gestión de un servicio. Debe ser seleccionada la persona más idónea para la patología en cuestión.

6. **El cuidado debe ser brindado en el lugar más apropiado**: las unidades cerradas, es decir de cuidados críticos o de telemetría son las mejores áreas para el cuidado VIP. Allí, aunque la comodidad en general no es la mejor, los protocolos médicos son más estrictos, el

monitoreo más próximo y la privacidad del lugar permite resguardar los mejores cuidados.

7. **Proteger la seguridad del paciente**: implica control de accesos físicos, cambios en las ventanas y puertas, credenciales especiales, horarios seleccionados para estudios y movimientos dentro del hospital, estricto control de acceso a la información e imágenes médicas.

8. **Ser cuidadoso respecto de recibir o rechazar regalos**: esto puede condicionar la relación médico-paciente.

9. **Trabajar en equipo con el médico personal del paciente:** como profesional puedo decir que siempre es importante incorporar al médico de cabecera a las decisiones.

Los nueve puntos descriptos por **Guzman** y cols. delinean brevemente algunas ideas centrales y dificultades evidentes que presentan las instituciones a la hora de atender a personas altamente relevantes. A partir de aquí podemos evaluar la necesidad de constituir un equipo médico para la atención de dignatarios y VIP, con una organización, misión y roles definidos.

En primera instancia, una unidad de MPD minimiza o protege de la posibilidad del síndrome VIP que como hemos visto, puede resultar muy riesgoso. Estas unidades son organizaciones médicas complejas, responsables del continuo de la atención, tanto en las decisiones triviales como en las trascendentes. De esta manera se elimina, entre otras, la posibilidad que un equipo médico que no conoce al paciente tenga la presión de decidir en forma completamente autónoma una intervención invasiva en caso de que una hospitalización de emergencia, donde las consecuencias podrían tener una enorme repercusión.

La MPD no puede ser brindada por un único médico personal y "amigo" del Primer Paciente (PP), tampoco es ciertamente "el médico que le toma la presión al presidente", es mucho más complejo. Para otorgar una verdadera MPD la misma debe contar con el respaldo de una organización, como la UMPA o la White House Medical Unit, cuya *misión* es proteger en el más amplio sentido la salud del dignatario y su familia en todo momento y lugar. Están conformadas centralmente por un **equipo** de profesionales de la salud (médicos, paramédicos, enfermeros, farmacéuticos, etcétera) que poseen un estricto y continuo entrenamiento especializado en el tema. Responden a una línea jerárquica de liderazgo para la toma de decisiones, roles y funciones en la organización de operativos e interacción con el Primer Paciente para su cobertura médica 24/7. Estas instituciones deben funcionar al unísono con el área de seguridad.

La palabra proteger es sin dudas la más adecuada. El equipo de una unidad presidencial o real no tiene un rol clásico de espera en un consultorio a que el paciente ingrese por la puerta. Acompaña a cada actividad, muchas veces en situaciones potencialmente peligrosas o en caravanas de alta velocidad, se encuentra en una actitud proactiva, con su equipo portable chequeado y en alerta permanente para una rápida respuesta en caso necesario.

El artículo "Dignitary Medicine: A Novel Area of Medical Training" (Medicina para dignatarios: un área novedosa de entrenamiento médico) describe cuatro pilares centrales de esta especialidad: la medicina ejecutiva, la medicina protectiva, la medicina de bienestar y el liderazgo del equipo[6]:

- **La medicina ejecutiva** se refiere a la medicina preventiva y controles de salud que son articulados en forma efectiva por la unidad de MPD a cargo. Habitualmente realizados en centros de alta complejidad, sin demoras en el turno, con un circuito organizado de evaluación en caso de estudios o consultas múltiples y bajo la observación de destacados especialistas. También cuenta con la disponibilidad de comunicación en forma directa y asistencia 24/7 para cualquier tipo de consulta no urgente o emergente.
- **La medicina protectiva** es una parte central y tal vez la más intensa de la medicina de dignatarios. Es la denominación que abarca a la medicina de emergencia, de desastre y táctica enfocada a la protección del mandatario, su familia y entorno con el foco puesto principalmente en el trauma incidental o deliberado. Incluye los operativos en terreno y de avanzada para la evaluación de las amenazas médicas, así como los desplazamientos con las caravanas de segu-

ridad o cápsula presidencial. Se desarrolla en estrecha colaboración con el equipo de seguridad. Colegas de Medio Oriente también me han comentado que hacen foco en la toxicología por el riesgo de envenenamiento, lo cual también podría estar comprendido en esta categoría.

- **La medicina del bienestar** consiste en el plan médico de estilo de vida, ejercicio, alimentación, relajación y controles con el foco puesto en mejorar la longevidad y calidad de vida.
- **El liderazgo** de un equipo multidisciplinario y el trabajo coordinado con diferentes áreas que rodean al dignatario es esencial para el éxito de todas las acciones.

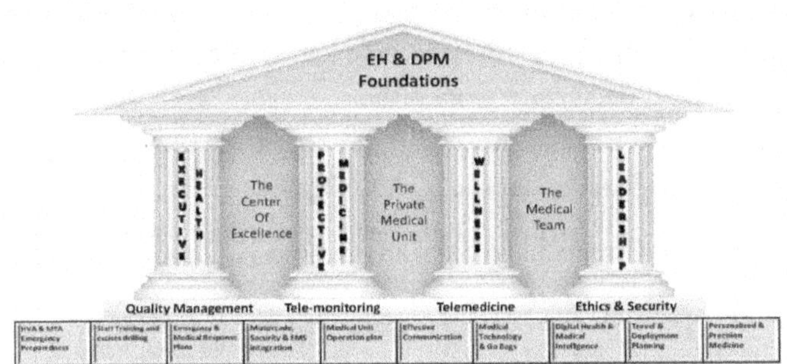

Imagen extraída de Al Mulhim M A, Darling R G, Kamal H, et al. (October 22, 2019) Dignitary Medicine: A Novel Area of Medical Training. Cureus 11(10): e5962. DOI 10.7759/cureus.5962

Las tres áreas médicas mencionadas abarcan desde la prevención más esencial y primaria a la medicina bajo fuego; de un control de salud rutinario o la cobertura de una cena de gala a una actividad cerca de un área de hostil o en conflicto. En general, las unidades de protección de dignatarios (UPD) cuentan con el respaldo de un gran hospital terciario denominado "de excelencia" que se utiliza como principal o único lugar de hospitalización y centro para los chequeos presidenciales de rutina. El lugar habitual de trabajo del médico de dignatario no es un hospital, sus tareas se desarrollan en la casa de gobierno, cubriendo las operaciones en terreno y avanzadas, y acompañando las caravanas de seguridad a cada lugar que se desplace el PP.

Por otro lado, desde el punto de vista organizacional, las UPD funcionan como un departamento médico de un hospital, sumado al servicio prehospitalario, es decir el sistema de ambulancias. En adelante enumeraré un listado sintético de las tareas inherentes a la organización de una UPD:

1. Gestión administrativa y documental.
2. Compras y licitaciones.
3. Gestión global de los recursos humanos.
4. Flota de ambulancias y mantenimiento.
5. Farmacia. Compras y control de stock.
6. Tecnología médica, bolsos con equipamiento y su mantenimiento.
7. Diseño de avanzadas y evaluación de amenazas médicas.
8. Coordinación de agenda y operativos.
9. Comunicación y trabajo con las diferentes áreas (protocolo y ceremonial, custodia presidencial, Casa Militar, etcétera).
10. Agenda médica personal. Controles y seguimiento del dignatario. Estudios necesarios.
11. Docencia y actividades de entrenamiento permanente.
12. Desarrollo científico.

Cada una de ellas tiene un rol central en el desarrollo de la organización. La gestión administrativa tiene como función llevar adelante la elaboración de la documentación respaldatoria de los movimientos médicos, declaraciones juradas, seguros, viáticos, etcétera. Además, son acompañadas por la gestión médica en muchas instancias, como la selección, licitación y compra de todos los insumos. El trabajo sobre la farmacia, el mantenimiento y control del equipamiento es constante. El corazón de una UPD es la cobertura de todas las actividades y movimientos. Debe funcionar como los engranajes de un reloj, junto con la coordinación de agenda y el diseño de avanzadas, todos los días, sin excepción, sin horarios de oficina ni feriados o fiestas para estar a la altura de las circunstancias. Siempre.

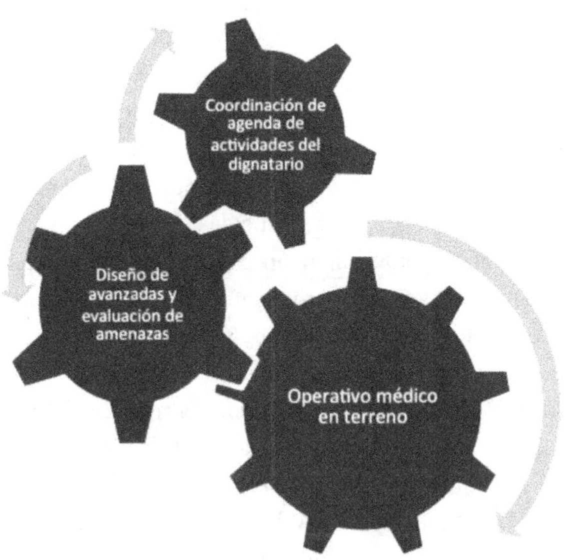

El desarrollo científico lo hemos considerado una parte vital y diferencial de nuestra gestión en la UMPA y creo, es importante para cualquier organización similar. Le otorga creatividad y exposición entre colegas locales y de todo el mundo. Permite multiplicar y expandir el conocimiento y entusiasmo por la actividad que se realiza.

CHRISTIAN ADRIÁN CAROLI

El médico presidencial y su formación

¿Cuál es el currículum vitae necesario para ser el médico de un presidente o un rey? ¿Existe un estándar para tales posiciones? La Medicina de Protección de Dignatarios es una especialidad naciente y en desarrollo, aunque para el año 2020 no se halla reconocida como tal, se encuentra en el sendero correcto para su consolidación. Actualmente cada unidad de protección implementa su versión de medicina protectiva, cada organización requiere poner el foco en lo más crítico para su líder.

En principio, podemos catalogar en forma esquemática a las unidades de protección en militares y civiles. La mayoría alrededor del mundo se encuentran conformadas por médicos militares tal es el caso de la White House Medical Unit. En cambio, la UMPA es una organización predominantemente civil, aunque cuenta con integrantes del ejército y policía. Cada una posee sus fortalezas y debilidades, son dos tipos diferentes de formaciones y culturas médicas. De las muchas UPD que he conocido todas poseen más similitudes que diferencias, a pesar de no estar conectadas y no existir una entidad que las agrupe. Siendo conceptual y didáctico puedo decir que hay tres **"áreas médicas *esenciales*"** que son homogéneas y prioritarias a nivel general: la prevención (primaria y/o secundaria) y tratamiento de patologías frecuentes, el trauma (incidental o infringido) y las emergencias (principalmente cardiovasculares).

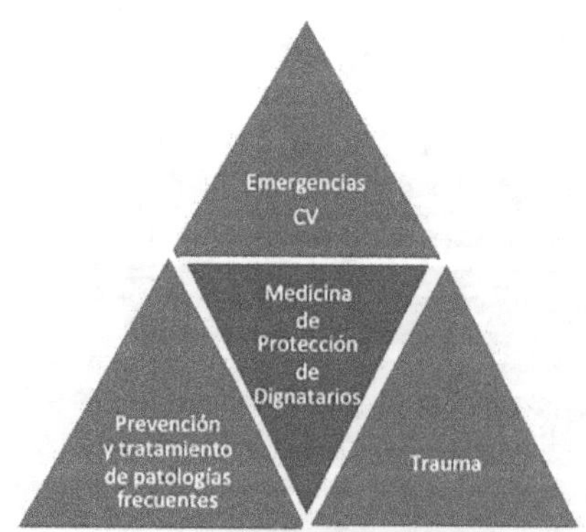

La prevención es un pilar de la medicina moderna, un área en continuo crecimiento y desarrollo, esencial en el cuidado de un dignatario y su familia. Hoy en día muchos tipos de cáncer, enfermedades infecciosas y cardiovasculares entre otras, pueden ser curadas o fuertemente mitigadas por oportunas y adecuadas medidas de prevención. El ejemplo más evidente y conocido es la vacunación. Todas las UPD tienen protocolos y rutinas de control para evaluar enfermedades potencialmente prevenibles. Por supuesto, habrá dignatarios que no acepten todos los procedimientos recomendados; dentro de los más frecuentemente rechazados se encuentra la videocolonoscopía para el screening o rastreo del cáncer de colon.

El tratamiento de las patologías frecuentes es otro de los ejes principales. Gran parte de las conductas médicas hacia el dignatario y su familia incluyen, como en el caso de cualquier médico generalista, el tratamiento de enfermedades simples y benignas, como síndromes febriles virales estacionales, alergias, dolores lumbares, cefaleas tensionales. De todas formas, su resolución no deja de ser muy relevante. La claridad mental y confort del primer mandatario deben ser óptimos a la hora de tomar decisiones, asistir a largas reuniones bilaterales en el extranjero o luego de viajes prolongados en avión.

El trauma como especialidad médica y su manejo es uno de los núcleos de la llamada "medicina protectiva". Los dignatarios se encuentran permanentemente bajo múltiples riesgos. Su vida es muy activa, solo para dar unos ejemplos cabe mencionar que las caravanas de seguridad se desplazan a gran velocidad, que no son atípicos los viajes en helicóptero bajo condiciones meteorológicas límites y que están especialmente expuestos a ser agredidos en su integridad física durante las continuas presentaciones públicas a pesar de la seguridad. Las amenazas personales de todo tipo son muy frecuentes, más aún en la era de las redes sociales[7] y el equipo médico debe estar preparado para responder efectivamente ante una posible herida de arma blanca o de fuego.

El manejo de las emergencias es otro punto central. Pueden ser de cualquier tipo, pero las cardiovasculares son las más relevantes y requieren una resolución inmediata dada la gravedad de las consecuencias que conllevan. Entre ellas las más importantes son: la muerte súbita, el infarto de miocardio y el accidente cerebro vascular o stroke. Por supuesto, un cuadro abdominal quirúrgico, como una colecistitis aguda litiásica o una apendicitis requieren una intervención a la brevedad, pero los tiempos de resolución pueden ser ligeramente más laxos. Aquí radica la diferencia entre emergencias y urgencias.

Mas allá de los aspectos esenciales descritos previamente, muchas otras habilidades son requeridas. Recientemente participé en la elaboración del consenso acerca del currículum para un médico de dignatario. Diseñado por el Dr. **Mobarak Al Mulhim** fue posteriormente publicado bajo el título de: "A dignitary medicine curriculum developed using a modified Delphi methodology" ("Currículum de medicina de dignatario desarrollado utilizando una metodología de panel Delphi modificado"). El artículo describe las diferentes áreas y competencias que resultaron seleccionadas luego de tres rondas de preguntas a un conjunto de 42 expertos. Respondimos sucesivas encuestas web basadas en la metodología de panel Delphi y se utilizó la escala de Linkert de 1 a 5 para evaluar cada competencia[8].

Categoría	Habilidades específicas
Medicina ejecutiva	Integrar al dignatario en el sistema médico, habilidades en prácticas de "medical concierge", protocolos escritos de atención, coordinación de la atención de su residencia y durante los viajes, atención de su psiquis única y necesidades, estado de proximidad al dignatario.
Medicina protectiva	Destrezas básicas y entrenamiento en medicina de emergencias y desastre, evaluación de amenazas, paraguas de seguridad, operación de caravanas de seguridad, diseño y cuidado de los kits y bolsos médicos (Go Bag). Riesgo y su evaluación.
Competencia clínica	Mantenimiento de las destrezas clínicas, práctica médica activa, certificaciones y educación continua.
Bienestar y longevidad	Programa de bienestar general, comprensión de guía de prevención, personalización del programa para el paciente y cuidado preventivo.
Liderazgo	Mantener al staff certificado, habilidades de comunicación con los medios, manejo de crisis y equipo.
Tecnología	Resguardo de los registros electrónicos y su seguridad, wearables y puntos de diagnóstico.

Unidad Médica Presidencial Argentina

La UMPA es una organización médica gubernamental con una estructura jerárquica piramidal y de orden civil cuya misión es proteger la salud del presidente y su familia en todo momento y en todo lugar.

A diferencia de muchas organizaciones similares en el mundo cuyos médicos son militares, la UMPA está conformada por personal médico y paramédico predominantemente civil. De todas formas, cuenta con personal de áreas militares y policiales. En el ámbito internacional es habitual que sus integrantes sean cirujanos dado que el área médica ingresa dentro del esquema de seguridad donde el foco está puesto en la medicina protectiva (trauma y atención de emergencias quirúrgicas).

La historia de la UMPA es muy breve ya que cuenta con pocos años en su haber, alrededor de 12 al año 2020. El primer decreto que la designa como tal en el ámbito de la Secretaría General de la Presidencia de la Nación es el 620/2008, del año 2008. Previamente la organización dependía del Ministerio de Salud y consistía en una versión simplificada, fundamentalmente orientada a la atención prehospitalaria sumando un médico de cabecera que permanecía a disposición del presidente. La organización, hasta finales de 2019, estaba conformada por un director, un subdirector, un asesor, un coordinador, más los equipos de médicos asistentes, enfermeras y choferes, y un plantel de empleados administrativos.

La UMPA reclutó durante su gestión 2016-2019 un equipo especializado en medicina cardiovascular, compuesta por cardiólogos clínicos e intervencionistas, con el concepto de contar con profesionales altamente entrenados en emergencias, manejo de unidad de cuidados críticos y sin perder de vista el perfil del paciente: hombre de 56 años de edad[9]. Las enfermedades cardiovasculares constituyen la causa más frecuente de muerte en el mundo y el riesgo es mayor en los hombres luego de los 50 años. Los eventos vasculares son en muchos casos imprevistos; la muerte súbita, el infarto y el accidente cerebrovascular generan graves consecuencias para el paciente. Por supuesto, el riesgo siempre puede estratificarse o medirse con alguno de los tantos métodos que poseemos los médicos, aunque es solo a fines de un intento de categorización, ya que hay muchas variables y elementos que no son evaluables actualmente. Es cierto que la muerte, el infarto y el stroke son más frecuentes y predominantes en pacientes con patología cardiovascular previa o con factores de riesgo. El problema radica en la imposibilidad de descartar en forma absoluta que alguien pueda sufrirlo y cuándo. Estadísticamente son los eventos más comunes que puede experimentar este grupo etario. Recuerdo al Dr. **Alberto Crottogini**, un querido profesor de fisiología durante la carrera de medicina en la Universidad Favaloro, quien nos decía que la ateroesclerosis es el "precio que hay que pagar por la circulación de la sangre". Es verdad.

La configuración de la UMPA fue fundamentalmente definida por la repetida historia de enfermedades cardiovasculares en los dignatarios argentinos contemporáneos, siendo la más emblemática la prolongada enfermedad y muerte del General **Juan Domingo Perón**, quien sufrió varios infartos derivando en una cardiopatía isquémica con insuficiencia cardiaca, la cual dio como resultado su muerte durante su tercer mandato el 1 de julio de 1974. **Raúl Alfonsín** (presidencia 1983 -1989) fue fumador, presentó una arritmia y posterior hospitalización por un cuadro coronario en el año 1993 y nuevamente en 1997. Dos años después sufrió un grave trauma por un incidente automovilístico en General Roca, Río Negro. **Carlos Menen** (presidencia 1989-1995) fue sometido a una endarterectomía carotidea derecha por un accidente isquémico transitorio durante su primer mandato, el 14 de octubre de 1993.

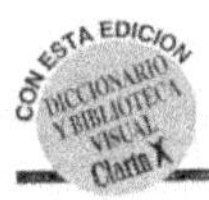

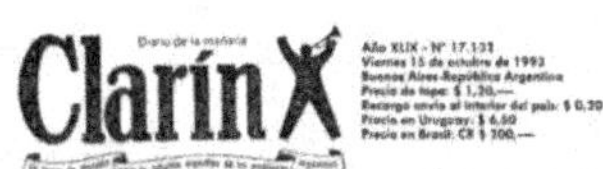

Operaron con éxito al presidente Menem

Los médicos anunciaron anoche que "en pocos días puede estar trabajando en la Casa Rosada" ● Su sistema nervioso "está intacto" y "su estado general de salud es muy bueno" ● La operación duró dos horas y media ● Le destaparon una de sus arterias carótidas, obstruida casi totalmente ● Dirigentes peronistas, amigos y familiares se reunieron anoche en la clínica y asistieron emocionados a la conferencia dada por los médicos ● También estuvieron De la Rúa y el presidente del radicalismo

(INFORMACIÓN EN LAS PÁGINAS DOS A CINCO)

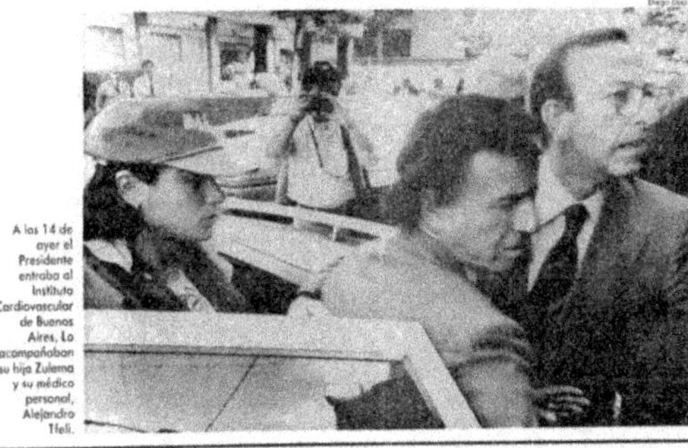

Polémica por la Fórmula 1 en Palermo

Los pilotos argentinos están a favor y dan sus razones ● El presidente de la Sociedad Central de Arquitectos, concejales, vecinos y ecologistas explican sus temores

(INFORMACIÓN EN LAS PÁGINAS CINCUENTA Y CUATRO A CINCUENTA Y SIETE)

INFORME ESPECIAL
Qué regalo hacerle a mamá: 100 ideas

(INFORMACIÓN EN LAS PÁGINAS CUARENTA Y SEIS Y CUARENTA Y SIETE)

Tapa del diario Clarín. Viernes 15 de octubre de 1993.

Fernando de La Rúa (presidencia 1995-2001) padecía enfermedad coronaria y se le efectuó su primera angioplastia el 8 de junio de 2001; requirió años después nuevas intervenciones coronarias y finalmente evolucionó con una cardiopatía isquémica que causó su muerte en julio del año 2019. **Néstor Kirchner** (presidencia 2003-2007), siendo expresidente y esposo de la presidenta en ejercicio, **Cristina Kirchner,** fue internado por un accidente isquémico transitorio en febrero de 2010. Posteriormente presentó un evento coronario con requerimiento de angioplastia en septiembre del mismo año y poco más de un mes después falleció en su casa de El Calafate (ciudad de la Patagonia argentina) el 27 de octubre de 2010. El equipo médico lo encontró muerto, presuntamente víctima de una muerte cardiovascular. **Cristina Kirchner** (presidencia 2007-2015) padeció múltiples eventos presincopales durante sus mandatos, aunque sus internaciones más relevantes fueron: una cirugía de la glándula tiroides (tiroidectomía) en enero de 2012 y la evacuación de un hematoma intracraneal (subdural) postraumático en el año 2013.

Con este nuevo equipo y con la historia argentina cargada de dignatarios con eventos cardiovasculares graves, muchos de ellos ocurridos durante el ejercicio de la presidencia, comenzamos un nuevo camino de desarrollo de la organización. Se trabajó sobre el reequipamiento médico, modernización de la gestión, coordinación y trabajo en equipo, armado de redes nacionales e internaciones, formación y entrenamiento continuo con certificaciones internacionales y presentación de escritos científicos.

El Dr. **Simón Salzberg** aseguró en octubre de 2016 que **Mauricio Macri** "es una persona sana". Con esa frase respondió a las especulaciones respecto a la cantidad de cardiólogos incorporados a su equipo. "Lo más probable en un presidente, acá y en cualquier parte, es un evento cardíaco, esa es la historia de los presidentes", resumió el director de la Unidad Médica Presidencial"[10].

Primer evento clínico. La fibrilación auricular

El suceso del 3 de junio de 2016 dejó en claro que conformar un equipo de cardiólogos había sido la decisión correcta.

*Macri comentó que ese día, poco antes de las 15, sintió "como una agitación", pero que pensó que era parte de su imaginación. "Justo tenía una reunión con periodistas de Infobae para hacerme un reportaje. Entré a la sala y ya tenía esa agitación. Como estaba sentado, empecé a hablar más pausadamente de lo habitual, a ver si me pasaba y no me pasó", recordó el Presidente en una conversación con los periodistas acreditados en la Casa de Gobierno. "Después tenía una reunión de trabajo por el tema de energía, y no me pasaba, entonces ahí fue cuando le dije a **Anita** (su secretaria) que llame al médico de guardia para que me haga un electrocardiograma porque iba como rápido el corazón", dijo.*

*Era viernes y la actividad presidencial transcurría habitualmente en la Residencia Presidencial de Olivos (RPO). El equipo UMPA se hallaba en sus puestos cuando recibieron un llamado para evaluar al Primer Paciente, era **Anita** su secretaria personal. Nuestro médico de guardia, cardiólogo intervencionista, acudió al llamado. Lo evaluó rápidamente, le hizo el electrocardiograma de rigor y efectuó el diagnóstico de "fibrilación auricular aguda estable hemodinámicamente". No era una emergencia, el paciente estaba bien. Se decidió esperar dada la excelente tolerancia clínica y sabiendo que el 50% de estas arritmias vuelven al ritmo normal a las pocas horas. Pasada la media tarde la arritmia persistía, había que tomar una decisión. El Director definió realizar una cardioversión eléctrica en el centro de proximidad asignado para RPO, la Clínica Olivos. El Presidente mencionó en una nota periodística su reacción inicial: "para qué, si se me va a pasar, discutí un rato, pero los médicos se pusieron firmes, no tuve más remedio". Se armó la cápsula y una minúscula caravana enfiló hacia la clínica que se encuentra a tan solo 1.6 km de distancia. En 5 minutos llegaron, todo estaba perfectamente organizado. Por supuesto, lo esperaban. El Dr. **Salzberg** coordinó las acciones: se realizó una cardioversión eléctrica exitosa (tal como posteriormente se declaró públicamente) y el alta se otorgó a las pocas horas. El Presidente no quería permanecer hospitalizado* *durante la noche. No fue lo recomendado inicialmente, pero era razonable. En RPO teníamos todo el equipamiento para asistir una recurrencia o la presencia de nuevos síntomas. Puedo decir hoy, luego de estos años que la arritmia no volvió a repetirse.*

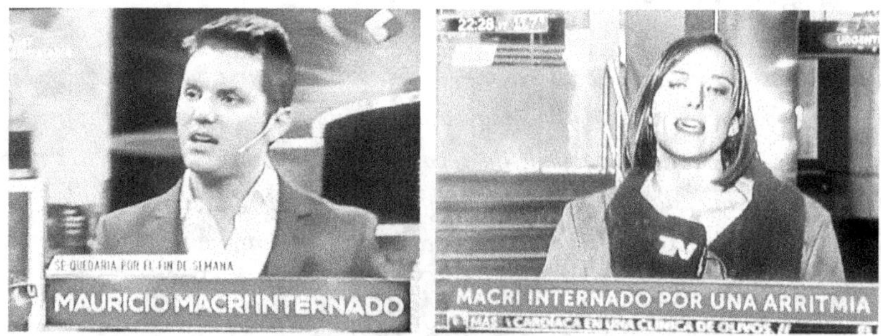

Captura de imágenes de la televisión argentina acerca de la internación del presidente.

¿Cómo planificar el operativo de cobertura para un dignatario?

Etapas de la configuración

En el modelo UMPA, los operativos de cobertura de un dignatario están conformados por un conjunto de acciones que se concatenan para otorgar una adecuada protección de salud en cualquier momento y lugar. En forma resumida están compuestos por: la información de la agenda del VIP, la inteligencia médica global alrededor del evento, la avanzada presencial a todos los lugares de concurrencia y, finalmente, el despliegue del operativo. Este proceso se repite a diario y en forma simultánea según la cantidad de actividades previstas. Veremos en adelante el detalle de cada instancia.

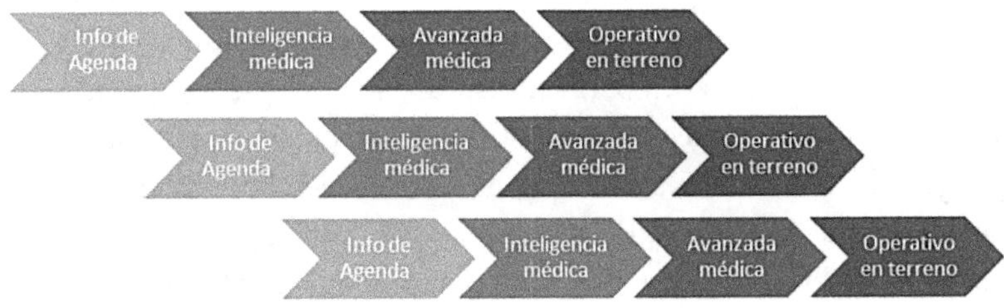

Inteligencia médica

La inteligencia médica es un proceso de evaluación metódica que se realiza para cada despliegue del equipo de protección médica en función de las actividades y agenda del mandatario. Consiste en el estudio y análisis de las amenazas médicas y sus eventuales tratamientos, infraestructura sanitaria local y hospitalaria, condiciones climatológicas y ambientales que puedan tener un impacto en la salud (ejemplo altura) y se efectúan con antelación a cada uno de los eventos. Con esta información inicial es posible preparar los recursos humanos que la UPD requiere: desplazar, prever su estadía, trasladar el equipamiento adecuado y necesario antes del despliegue de la avanzada. La relevancia es mayor en el caso de lugares nunca visitados o conocidos, con infraestructura precaria o inestabilidad social o política, o en viajes al extranjero donde pueden combinarse todas estas variables.

Agenda de actividades. El primer paso es conocer la agenda de actividades del dignatario con la mayor antelación posible, situación que depende de cada organización. He conocido unidades que reciben la información al detalle, por escrito y encuadernada desde las oficinas de protocolo como es el caso de la Unidad Médica de la Presidencia de España; en otras se trabaja con menos tiempo y mayor improvisación, y es sin duda, la situación menos recomendada. La relevancia de la comunicación integrada y efectiva de la UPD con la organización macro o asistentes del VIP se manifiesta en este punto. El éxito de una actividad o la seguridad médica pueden verse comprometidas por la falta del tiempo necesario para realizar los preparativos adecuados. De allí que no todos los entornos presidenciales o reales son permeables; cabe aclarar que he aprendido que las funciones estratégicas de una UPD no son evidentes para el "entourage". En lo personal siento que ha sido un desafío establecer el rol fundamental de la UMPA. Recuerdo uno de los organizadores de las actividades presidenciales comentar con ausencia total de criterio médico dónde debería ubicarse la ambulancia para que estéticamente quedara mejor. Desde la medicina sabemos que la ecuación estética versus tiempo de respuesta ante una situación crítica no merece mayor análisis, más aún en lugares con múltiples restricciones de accesos y gran cantidad de público y/o manifestantes.

Evaluación de la estructura hospitalaria y distancias. Conocer cuál es la complejidad y calidad de atención médica disponible es altamente relevante y determinará las estrategias a planear. Para ello es necesario ubicar en el mapa los mejores y más próximos hospitales o centros médicos de atención disponibles a los puntos de referencia o actividad. Los puntos de referencia por donde transita el dignatario suelen ser:

a)   El aeropuerto, helipuerto/s.

b)   El hotel (lugar de eventual estadía o descanso).

c)   Los lugares de las actividades públicas y privadas. Dependerá de la cantidad de puntos de referencia y distancias, cuantos hospitales se activarán o contactarán (ver imagen).

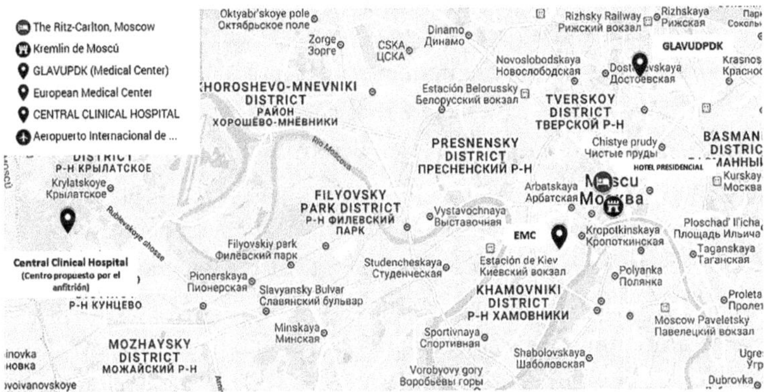

Mapa de hospitales en Moscú y ubicación de actividades (hotel, Kremlin, centro de la ciudad y aeropuerto -fuera de gráfico-). El hospital del Kremlin (Central Clinical Hospital) fue propuesto por el gobierno anfitrión, excelente centro de alta complejidad, pero con el inconveniente de encontrarse a 12 kilómetros del epicentro de las actividades, en el contexto de un clima muy frío y carreteras densamente nevadas. Por ello, decidimos agregar dos centros internacionales y de alta complejidad en cercanía (ambos en amarillo). Además, serían de utilidad para consultas no urgentes o de la comitiva.

Es parte del protocolo contar con redundancia de opciones, ya que alguno de los centros podría sufrir algún inconveniente técnico que lo dejara fuera de funciones, tales como un corte de luz, escape de gas, incendio, etcétera. Todas las instituciones que se consideren adecuadas deben ser contactadas, preferentemente en forma personal, no mediante correo electrónico. Comunicarse directamente con un directivo o personal jerárquico permite explicar mejor el motivo del contacto, generar empatía y establecer un vínculo que posibilite mantener la confidencialidad e importancia de la misión. Hacer partícipe a la contraparte es esencial, ya que, de allí en adelante, y hasta terminar el evento, será un trabajo en equipo. Es recomendable que las unidades de protección de dignatarios (UPD) cuenten con algún tipo de evaluación estructurada para conocer las características del hospital, complejidad y estructura. En nuestro caso utilizamos una encuesta en formato web, tipo *checklist*, sencillo y rápido de rellenar (menos de 5 minutos). Nos permitió obtener información precisa y esencial en forma previa de cada uno de los hospitales: datos filiatorios y de contacto (preferentemente teléfonos móviles), certificaciones de calidad, complejidad de emergencias, áreas de cuidados críticos y quirúrgicas, intervenciones por catéter, equipamiento en departamento de imágenes, presencia de helipuerto, disponibilidad de trombolíticos, banco de sangre y diálisis. La encuesta se envía al director del hospital o designado responsable y funciona como una declaración jurada. La información ingresa automáticamente a una base de datos y es corregida en caso necesario durante la avanzada presencial. Uno de los objetivos de este relevamiento es asegurarse la tríada de atención e intervención para stroke, infarto y trauma. Resulta de gran utilidad localizar centros con certificaciones internacionales de calidad. Por otro lado y en vista de que no siempre es posible contar con centros terciarios de cercanía, también enrolamos instituciones de segundo nivel para situaciones extremas que no soporten tiempos prolongados de traslado (ver capítulo: relevamiento hospitalario nacional Unidad Médica Presidencial Argentina). La información disponible en la web puede resultar de apoyo en el caso de los viajes internacionales. Los rankings de hospitales son una guía inicial valiosa a tener en cuenta (www.newsweek.com/best-hospitals-2019), también iniciativas gubernamentales como *Smart Traveler Enrollment Program* (STEP) (https://step.state.gov/) o privadas (travax.com) que proveen instrucciones muy completas del destino para todo tipo de viajes y viajeros: vacunas necesarias, recomendaciones para búsqueda de asistencia médica, medidas básicas de protección (precaución contra insectos, riesgo del agua y comidas, etcétera), riesgos de altura, información general y de seguridad en la vía pública (crimen, asalto, terrorismo), entre otros.

Clima, geografía, saneamiento ambiental, flora y fauna. La exposición a temperaturas extremas, a la altura, el acceso al agua potable, la vacunación, la prevención de picaduras de insectos y mordeduras de animales ponzoñoso (arañas, víboras), ente muchas otras; son algunas de las variables a tener en cuenta y analizar en el caso de un viaje. Este es un capítulo muy extenso relacionado con la denominada medicina del viajero. La mayoría de las conductas preventivas implican una acción por parte del dignatario, por lo cual deben ser conversadas, comprendidas en su alcance y muchas veces adaptadas a su cosmovisión. Los VIP suelen tener cierto espíritu de inmunidad y omnipotencia que no es real, sobreexigen su capacidad física ignorando los signos de agotamiento en pos de cumplir obligaciones y suelen subestimar el potencial peligro en su entorno. Para ello es muy importante que el líder de la UPD tenga un diálogo directo y franco para poder advertir estas situaciones de peligro y realizar las recomendaciones médicas adecuadas.

Algunos ejemplos muy comunes, tanto en el caso del primer mandatario como de la comitiva son la necesidad de la vacunación en los viajes internacionales y la protección contra mosquitos. De acuerdo a la región o país del mundo puede ser necesario inmunizarse contra la influenza, fiebre amarilla, difteria/tétanos/pertussi, sarampión, entre otras. Además, como es bien conocido, las vacunas requieren un tiempo mínimo de acción para que los anticuerpos comiencen a funcionar y sean efectivas. Por ello, como se comentó previamente, las UPD tienen que estar siempre un paso adelante de la información de la agenda. Con respecto al uso de repelentes, la malaria, el dengue, zika y chikunguña son enfermedades que se trasmiten por las picaduras de un mosquito. Son potencialmente graves y nadie se encuentra exento de sufrirlas, aun hospedándose en hoteles 5 cinco estrellas. Un ejemplo de ello fue la noticia en enero del año 2020 acerca de que el presidente del Paraguay había contraído dengue[11]. La correcta indicación para el VIP y comitiva es muy importante. No todos los repelentes son iguales, hay muchas ofertas comerciales de baja eficacia y solo los que poseen formulaciones con DEET al 30-35% o icaridina al 20% son los recomendados. A continuación, puede verse la imagen de las indicaciones y recomendaciones que realizamos a la comitiva presidencial para el viaje efectuado a India y Vietnam en enero de 2019.

UNIDAD MEDICA PRESIDENCIAL

RECOMENDACIONES PARA VIAJAR A INDIA y VIETNAM

Las condiciones sanitarias generales y médicas preventivas de países asiáticos como India y Vietnam difieren significativamente de las de nuestro medio. Hay mayor prevalencia de enfermedades que se trasmiten por el agua, por mosquitos o por el contacto interhumano (saliva, manos, etc). Por ello, todas las medidas recomendadas a continuación tienen como objetivo prevenir y minimizar las posibilidades de contagio.

Lavado de manos

La higiene de las manos es muy relevante en este contexto dado que es una vía de trasmisión muy común. Recomendamos contar y utilizar frecuentemente alcohol en gel al 70%, especialmente antes de comer y luego de ir al baño. Recuerde que utilizar agua de la canilla no es seguro.

Recomendaciones sobre el agua y comida

La seguridad alimentaria es fundamental para tener un viaje sin contratiempos.

Recomendamos:

- Evite el agua de la canilla.
- Solo utilice y consuma bebidas seguras: agua embotellada o gaseosas embotelladas, incluso utilice agua embotellada para lavarse los dientes y enjuagar su cepillo.
- Evite cualquier preparado con agua de la canilla.
- No consuma hielo, salvo que provenga de agua embotellada o previamente hervida.
- Todos los alimentos deben estar bien cocidos y calientes. "Peel it, boil it, cook it, or forget it"
- Elija establecimientos que atiendan extranjeros o turistas.
- Evite comprar comida a vendedores ambulantes o en la calle.
- Evite los buffets donde la comida no se encuentre cubierta y al resguardo de moscas, o la comida no esté caliente.
- Evite las carnes poco cocidas.

- Evite los lácteos sin pasteurizar, los postres cremosos, las salsas frías como mayonesa y los aderezos para ensalada.
- Evite los vegetales de hoja y ensaladas crudas.
- Evite consumir atún o caballa.
- Algunas comidas seguras de consumir son: pan, galletitas, bizcochos, comidas y frutas enlatadas, nueces y vegetales de piel gruesa con cáscara que puede ser pelada (hágalo personalmente).

Uso de repelentes y ropa protectora

Muchas de las enfermedades infecciosas relevantes son transmitidas por mosquitos, entre ellas el dengue, zika, chikungunya y malaria. Todas ellas presentes en los destinos del próximo viaje.

Las recomendaciones más importantes para prevenirlas son:

- La ropa debe cubrir la mayor parte del cuerpo, utilice gorro, mangas largas y pantalones largos.
- Repelentes de mosquitos. Existen muchos tipos, pero no todos son efectivos. Sólo los que tengan **DEET** (30-35%) o picaridina (o icaridina) al 20% son los recomendados. Los más apropiados disponibles de venta comercial en Argentina son los siguientes: **OFF! Extra duración** (ver imagen 1) que contiene DEET al 25% u **OFF! Defense (con 20% icaridina)**. Debe colocarse sobre la piel y renovarse cada 6 a 7 horas. También en la noche para dormir. No son recomendables por su ineficacia las fórmulas con citronela, lavanda, geraniol, eucalipto, repelentes naturales, pulseras, etc. (ver imagen 2)
- Priorizar permanecer en ambientes cerrados durante la noche y con aire acondicionado. Los mosquitos que trasmiten la malaria pican más frecuentemente de noche.
- Si usted no se alojara en lugares con aire acondicionado o aberturas que sellen correctamente, debe tomar precauciones adicionales como: utilizar redes contra mosquitos y preferentemente tratadas con permetrina (spray comercial).
- Utilice calzado que proteja el pie completo.
- En caso de concurrir a un lugar con arena o playa, no se siente en forma directa sobre la arena. Puede haber sido contaminada por animales.

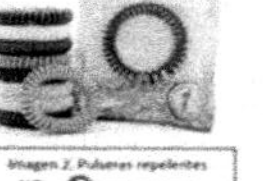
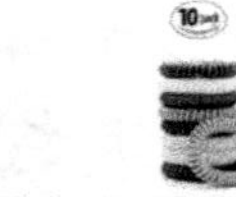

Imagen 1. OFF! 25% DEET
Disponible en Argentina

Imagen 2. Pulseras repelentes
NO recomendadas

Vacunas

La única vacuna obligatoria requerida por las autoridades migratorias es la de la fiebre amarilla. Todos los viajeros deben contar con el cartón amarillo que documente la vacunación. El efecto protector se considera actualmente de por vida y dejó de ser necesaria la revacunación cada 10 años. **Los cartones que indican la necesidad de renovación son igualmente válidos.**

Desde el punto de vista preventivo es recomendable también las siguientes vacunas*:

- Tripe bacteriana (difteria, tétanos, pertussis) Es una vacuna obligatoria de nuestro calendario y requiere refuerzo cada 10 años.
- Vacunación contra hepatitis A, en caso de no estar vacunado. Actualmente es parte del calendario de vacunación obligatorio para los recién nacidos en Argentina.
- Vacunación para hepatitis B. En caso de estar vacunado es recomendable chequear los niveles de protección y eventual refuerzo. Actualmente es parte del calendario de vacunación obligatorio para los recién nacidos en Argentina.
- Vacuna contra la Fiebre Tifoidea.

> **Signos de Alarma y Consulta Precoz**
>
> Si usted presenta durante el viaje o dentro de los 10 días de su regreso: fiebre, escalofríos, síntomas compatibles con un cuadro gripal, náuseas y/o vómitos consulte rápidamente.

*No deje de consultar a su médico de cabecera para individualizar estas recomendaciones.

Aunque parezca que la vida de un dignatario transcurre rodeada de lujos, puedo asegurar que no siempre es así. Recuerdo una mesa de trabajo organizada en un aserradero un mediodía en Misiones, provincia del norte argentino. El clima era impiadoso y la reunión duraría más de dos horas El Presidente se encontraba sentado en una gran mesa cuadrada con empresarios del rubro, bajo un techo de chapa que trasmitía fuertemente el calor. El mandatario además se encontraba muy molesto a causa de los mosquitos. Recuerdo haber intentado refrescarme vaciando una botella de agua sobre mi cabeza. La reunión nos resultó interminable, el equipo de ceremonial iba y venía hasta que finalmente concluyó la reunión. Estábamos deshidratados. Finalmente el helicóptero despegó de regreso al aeropuerto, cubriéndonos, además, de tierra anaranjada. (ver imagen).

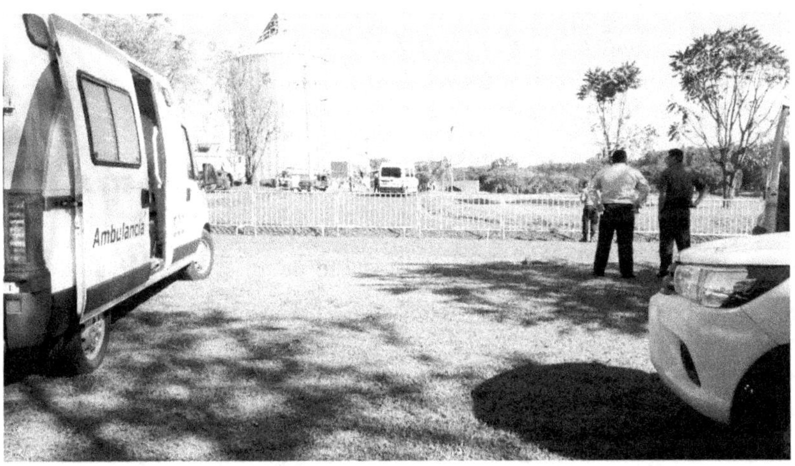

*Los VIP viajan por todo el mundo, algunas ciudades se ubican a una altura significativa sobre el nivel del mar, circunstancia para la cual hay que estar preparado. El miércoles 24 de mayo de 2017, el presidente argentino arribaba a Ecuador para la asunción del presidente **Lenín Moreno**, luego de una extensa gira de 10 días por los Emiratos Árabes Unidos (Dubái), China y Japón. Las personas que viven al nivel del mar, como es el caso de Buenos Aires (Argentina), son susceptibles a los síntomas de altura en lugares que superan los 1500 a 2000 metros. Quito, una de las capitales más altas del mundo se encuentra a*

*3000 metros de altura. El calor de aquel día, las actividades prolongadas a pie, el cansancio acumulado de una gira intensa, largas horas de vuelo y… la altura, fueron algunas de las razones de la lipotimia que sufrió el presidente. En ese momento fue atendido por el médico UMPA acompañante de nuestro equipo; el mandatario se recuperó rápidamente, pero debió suspender su agenda de trabajo[12 13]. Hacia la tarde del mismo día, luego de descansar unas horas por recomendación médica volvió a Buenos Aires. Lo esperamos junto al Dr. **Salzberg** (director de la UMPA) en el área militar del aeropuerto Jorge Newbery, lugar donde tienen sus posiciones las aeronaves de presidencia. Arribó pasadas las 22 hs, lo acompañamos hasta la residencia de Olivos en la cápsula presidencial e inmediatamente efectuamos un chequeo médico en el shockroom. Descartamos todos los diagnósticos diferenciales relativos al episodio y al viaje prolongado; al finalizar acordamos un nuevo control al día siguiente. Todo estaba bien. La altura nos había jugado una mala pasada. Luego nos enteramos que también el presidente de Paraguay, **Horacio Cartés**, había padecido los mismos síntomas. La mejor preparación para el mal de altura es la aclimatación progresiva: el cuerpo precisa contar con algunos días para adaptar sus mecanismos fisiológicos, producción de glóbulos rojos y control de presión.*

Amenazas potenciales de trauma. El riesgo de un eventual traumatismo o agresión es permanente. Los instrumentos y equipos para su asistencia siempre están listos. En todo momento que el VIP se moviliza fuera de un área segura como puede ser la Casa de Gobierno o residencia presidencial, el riesgo existe. Por ello, la actitud del equipo médico no es pasiva, sino activa, acompañando, siguiendo permanentemente la actividad junto con su bolso de acción rápida (BAR). Por supuesto, el equipo médico trabaja en conjunto y sincronizado con el equipo de seguridad, quien es el primer responsable de evaluar el grado de riesgo de cada actividad y el armado de los anillos de protección.

Emergencias QBN. Esta es la sigla para las emergencias referidas a los ataques Químicos, Biológicos y Nucleares. Dentro de la evaluación de riesgo se incluyen este tipo de emergencias, donde nuevamente la información y el accionar se entrelazan íntimamente con la seguridad. Los eventos de alto perfil reúnen dignatarios de todo el mundo, incluidas las grandes potencias, durante varios días en un solo lugar. En estos casos se planean estrategias preventivas QBN: carpas de lavado y desintoxicación, áreas de evacuación especialmente diseñadas, medios de trasporte seguros, antídotos específicos para la primera atención, etcétera.

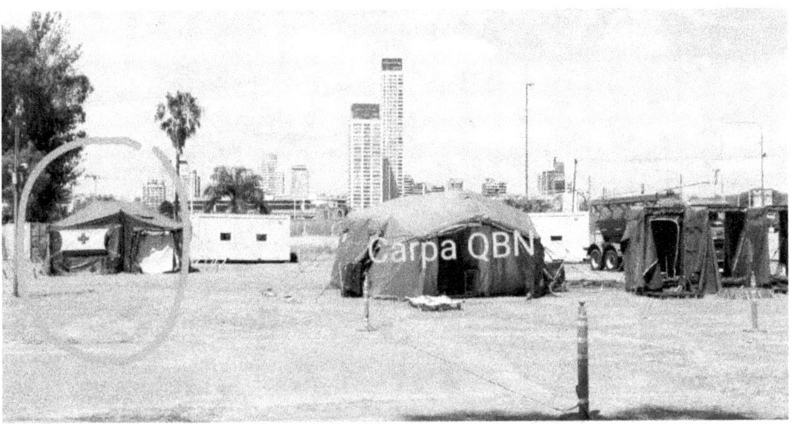

Carpa QBN. G20 Argentina. Diciembre 2018.

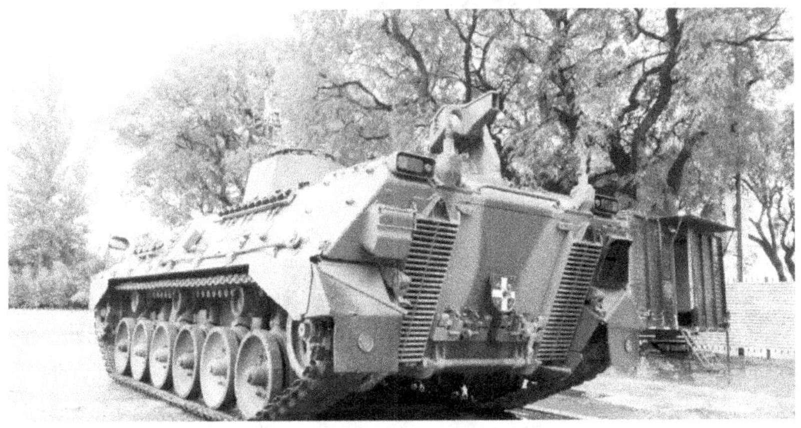

Tanque de evacuación QBN. G20 Argentina. Diciembre 2018.

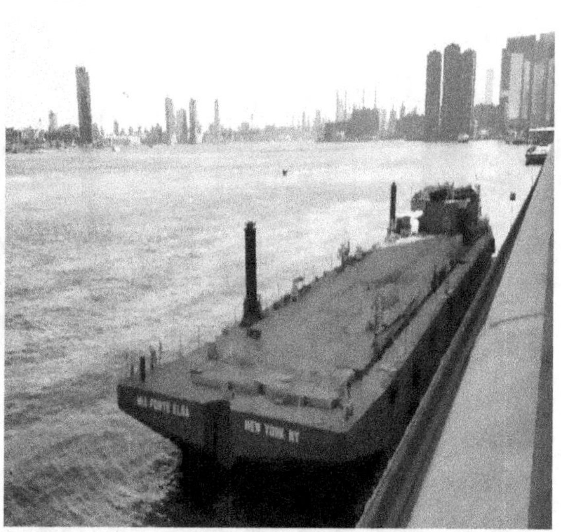

Barcaza de evacuación rápida en evento con dignatarios de todo el mundo

Avanzadas médicas

Luego de realizada la inteligencia médica sobre los tópicos mencionados, se procede a efectuar la avanzada. Una vez cumplimentada las disposiciones administrativas correspondientes, se desplaza el equipo médico al lugar designado junto con sus bolsos y tecnología necesaria para realizar la evaluación presencial de la infraestructura sanitaria, las amenazas detectadas previamente y el reconocimiento de los lugares de las actividades (generalmente junto al resto de la comitiva).

En lo sucesivo comentaré el modelo de trabajo que instauramos en la UMPA. En esta etapa se establece un lazo con los profesionales locales que conocen perfectamente las características del lugar, así como las enfermedades prevalentes, riesgos de altura o animales ponzoñosos. Nunca se puede desplazar la suficiente cantidad de equipamiento o instalaciones. Aunque en algún caso podría ser necesario, no es habitual, sencillo ni económico llevar hospitales de campaña. Los recursos locales son muy importantes, ya que colaboran no solo con la estructura hospitalaria, sino también con los profesionales de salud (médicos y enfermeros) y con ambulancias de apoyo para las múltiples coberturas. En el año 2018 y con esto en mente, comenzamos un programa que denominamos "Unidad Médica Presidencial Federal". Designamos, en lugares estratégicos y frecuentemente visitados del interior de la Argentina, a médicos con probada experiencia en emergencias o gestión de emergencias, comprometidos y de absoluta confianza que funcionaban como lazos de comunicación y organización para los operativos UMPA. Comenzando por la ciudad de Córdoba, conformaron las bases permanentes de la UMPA a lo largo y ancho del país.

La coordinación, en el esquema de trabajo UMPA, se encuentra en el centro de la organización de todas las actividades médicas de cobertura. Tiene la responsabilidad de comunicar la agenda diaria al equipo (en nuestro caso tanto en Casa de Gobierno como en Olivos), armar y desarmar cada eslabón de la cadena de cada una de las avanzadas y de los operativos. Es una tarea titánica 24/7; me tocó realizarla durante dos años y me apasionaba tanto como me estresaba. Tener a cargo la organización de los operativos médicos de cobertura del primer mandatario del país es una gigantesca responsabilidad.

En principio, la coordinación médica UMPA establece el mapa de coberturas teórico inicial con el contacto local, sea UMP federal o director de emergencias (cada provincia cuenta con su director). Con ellos se elabora un primer bosquejo: el número y ubicación de ambulancias necesarias para cubrir el aeropuerto, helipuertos y actividades, y centro/s de referencia para la evacuación médica. A los pocos días, la avanzada conformada generalmente por un médico, quien eventualmente puede estar acompañado por una enfermera, arriba a la ciudad designada. Considero que un equipo de dos (médico y paramédico o enfermero) es lo mínimo e ideal en el balance costo-beneficio. En nuestro caso y por un tema de economización de recursos, en muchas oportunidades solo viajaba un médico en avanzada. No es lo recomendable. De todas maneras, a medida que afianzamos la red nacional esto dejó de ser un problema tan significativo ya que cada vez contábamos con más soporte local.

Los pasos de la avanzada son los siguientes: recorrida de hospitales y lugares de los eventos e implantes, reunión con la coordinación de emergencias local, reunión de seguridad, planes de evacuación definitivos, cierre de la avanzada y comunicación del informe final. Luego, la coordinación realiza desde Buenos Aires el seguimiento de la actividad hasta su cierre.

Recorrida por los hospitales: La reunión con los directores de los hospitales o sanatorios debe ser coordinada previamente desde Buenos Aires, es una parte central de la actividad y no puede ser improvisada. Por otro lado, las autoridades tienen que contar con la información necesaria para prepararse, respetando el código de confidencialidad. Al momento de la recorrida, el médico UMPA ya cuenta con el relevamiento web completo. El mismo fue analizado y enviado por la coordinación antes de su llegada a destino. De esta manera contará con la correcta preparación para entrevistarse con el director o personal jerárquico designado y visitar en conjunto las diferentes áreas del hospital y sus servicios. El protocolo mínimo consiste en recorrer el mismo camino que haría el paciente: accesos principales y secundarios, área de emergencias, departamento de imágenes, área de quirófano, áreas de cuidados intensivos, habitación designada en sala general y helipuerto en caso que se encuentre disponible. En ese momento se decide el lugar ideal para una eventual internación en cada área, siendo de preferencia las camas que cuentan con mayor aislamiento. Hay sectores en los hospitales que pueden ser utilizados para este fin, las habitaciones para trasplantes o pacientes inmunocomprometidos, cuentan con mayor estructura y monitoreo. Preferentemente, las camas no deben contar con una ventana cercana a otro edificio ni encontrase en planta baja o primer piso. Una estrategia utilizada es asignar una cama en cuidados críticos como el lugar de primera atención, dado que frecuentemente las áreas de emergencias son lugares muy concurridos. Por supuesto depende del diseño, arquitectura y tamaño, pero en mi experiencia la seguridad y privacidad del área de emergencias es virtualmente nula. La atención general no puede interrumpirse y hay que encontrar alternativas que no alteren la vida del centro médico. Los hospitales de excelencia en el mundo poseen áreas especiales para los VIP, con antesalas de grandes dimensiones, cocina, baños, incluso cuartos enteros para la familia acompañante y custodia.

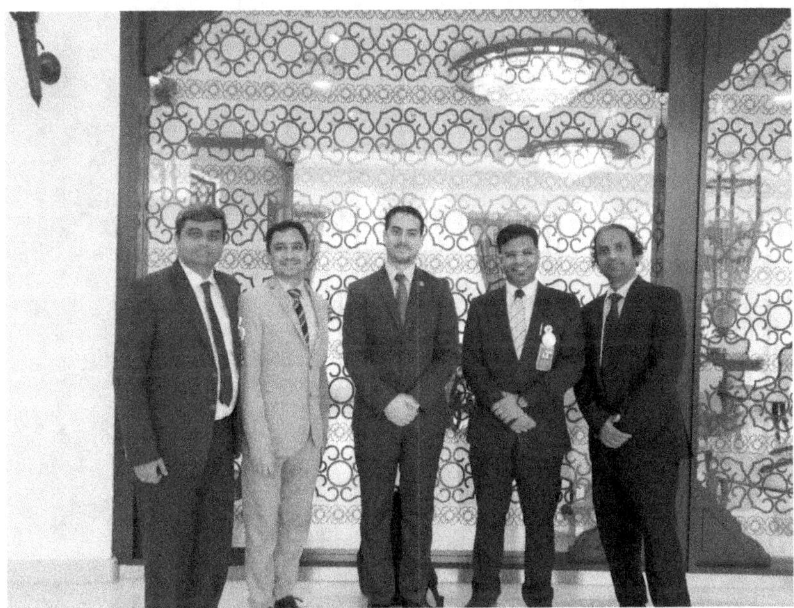

Autoridades del Burjee Hospital. Abu Dhabi. Emiratos Árabes Unidos.

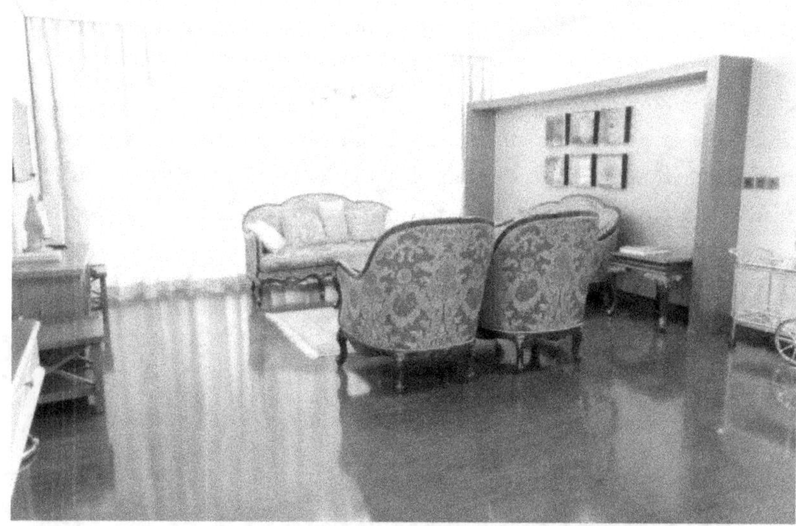

**Sala de acompañamiento para familiares y seguridad.
Emiratos Árabes Unidos.**

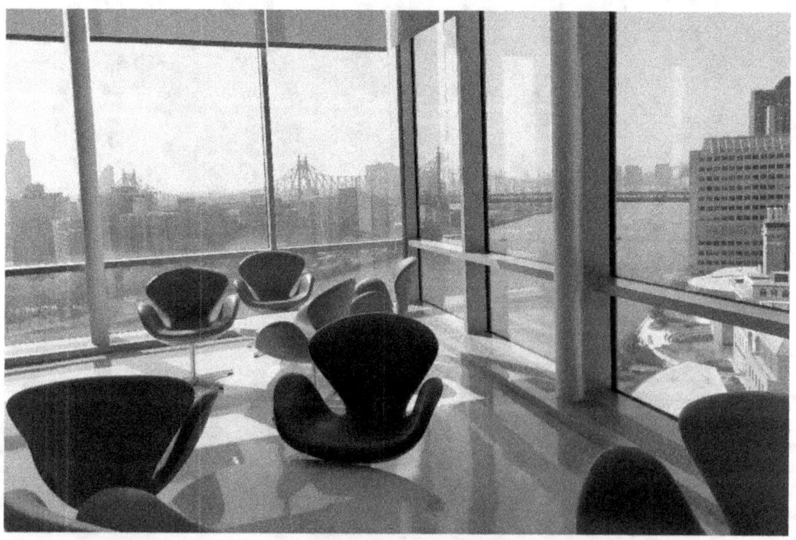

Sala de espera para familiares y seguridad. Estados Unidos.

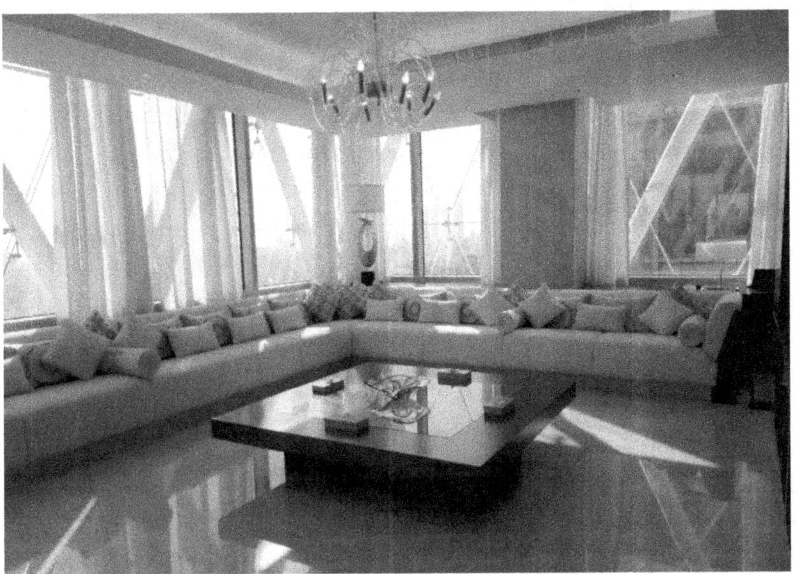

Sala de espera para familiares y seguridad.

Debe acordarse el método de anonimización de la historia clínica (HC) y estudios complementarios para asegurarse que no sean filtrados a los medios o leídos por personas ajenas a la atención directa del paciente. En el año 2007, el actor **George Clooney** fue hospitalizado por un accidente de moto. Veintisiete empleados del Palisades Medical Center en North Bergen (Nueva Jersey) fueron suspendidos por un mes y sin goce de sueldo por acceder injustificadamente a su historia clínica, violando la ley federal de confidencialidad del paciente[14]. Existen diferentes formas a nivel mundial de proteger la información en caso de hospitalización de un VIP. El método óptimo consiste en restringir el acceso a la HC electrónica solo al personal jerárquico seleccionado o corresponsable de la atención, a quien además se ha informado previamente de la importancia de la confidencialidad. Puede utilizarse un acuerdo escrito para formalizar aún más el compromiso. Es recomendable incorporar un pseudónimo o código alfanumérico que reemplazará el nombre completo del VIP en todos los archivos y nunca deberá utilizarse el nombre bajo el cual se lo conoce. Esta contraseña solo será informada a ese pequeño grupo de profesionales. Lamentablemente no todos los centros cuentan con HC electrónica, en ese caso si bien la seguridad es menor, también es recomendable la anonimización y restricción de accesos a la carpeta. En este tipo de circunstancias hay que prestar especial atención a los traslados del documento y su archivo. En ambos casos deberá ser realizado por personal jerárquico, y el lugar de resguardo deberá contar con control de acceso.

En general la recepción y predisposición a colaborar es muy buena. En mi experiencia solo he encontrado excepciones que confirman la regla. Directores o jefes de servicios que se rehusaban a recorrer el hospital, o lo hacían con recelo, ya que lo confundían con algún tipo de auditoría. Todo lo contrario, nuestro agradecimiento al apoyo brindado era permanente, pero sin lugar a dudas, es el deber del médico asignado conocer las fortalezas y debilidades de cada institución. No se puede "pisar en falso". Luego de la recorrida se define la incorporación del centro al operativo y se repasa el protocolo mínimo de activación que consiste en: preparar los accesos al hospital, asignar una cama en el área de emergencias y cuidado críticos, y contar con dos unidades de sangre compatibles.

Recorrida por los lugares de actividad e implantes. Todas las comitivas de los VIP recorren cada uno de los sitios donde se desarrollarán los diferentes eventos para observar, analizar y tomar nota de todo lo importante. En reuniones más estructuradas como es el caso de las cumbres mundiales (Asamblea General de la ONU, G20, G7, etcétera) durante las semanas previas la organización recibe de manera programada a las comitivas de los países o líderes participantes. Los eventos de alto perfil requieren una evaluación exhaustiva de las instalaciones. Deben repasarse las rutas de evacuación, eventuales estructuras peligrosas, instalaciones de DEA en espacios cardioprotegidos, área de atención médica y en caso de contar con unidad de terapia intensiva móvil (UTIM) propia, el lugar o lugares donde se encontrará apostada. Todos los sitios a los que concurra el dignatario deberían contar con una ambulancia de alta complejidad con personal de la UPD. En caso que el mandatario se desplace en forma terrestre durante toda su actividad, una sola ambulancia podría acompañar durante el trayecto completo; pero en caso de visitas a múltiples lugares en helicóptero la logística es diferente. Cada helipuerto debe contar con una ambulancia y un camión de bomberos. De esta manera, si el dignatario arriba a un aeropuerto, sube a un helicóptero para visitar dos lugares diferentes distanciados por 150 km y regresa al aeropuerto para volver a su residencia, el operativo deberá contar con tres ambulancias (aeropuerto, helipuerto 1 y helipuerto 2). *Copie el siguiente link en su navegador, observe el lugar e implante conmigo en Davos (Suiza) aguardando la llegada del helicóptero del Presidente: https://youtu.be/ZMdUCxfYBzM*

De la misma forma se realiza la evaluación de la infraestructura del hotel donde se hospedará: características de la habitación, distancia al hospital designado, accesos, salidas de emergencias y disponibilidad de cardioprotección.

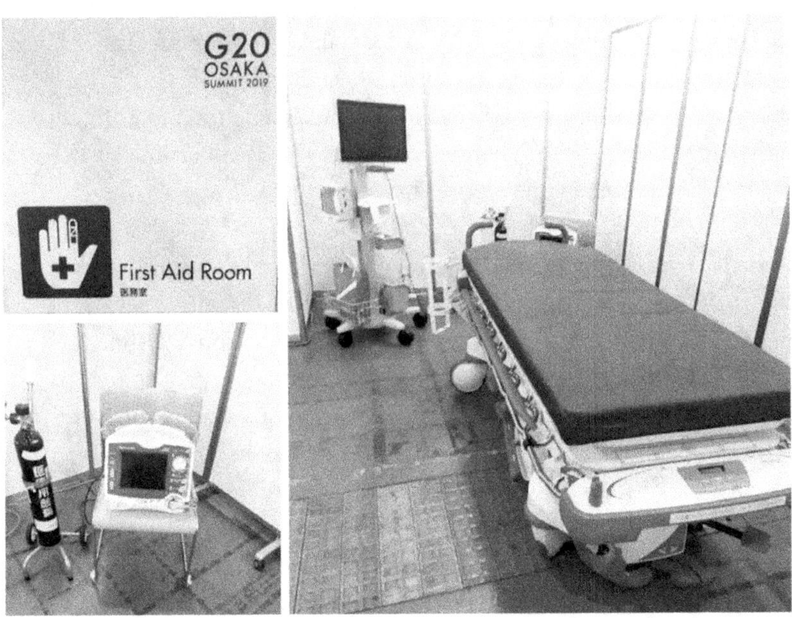

G20 Osaka, Japón. Sala de primera respuesta médica en Intex Osaka.

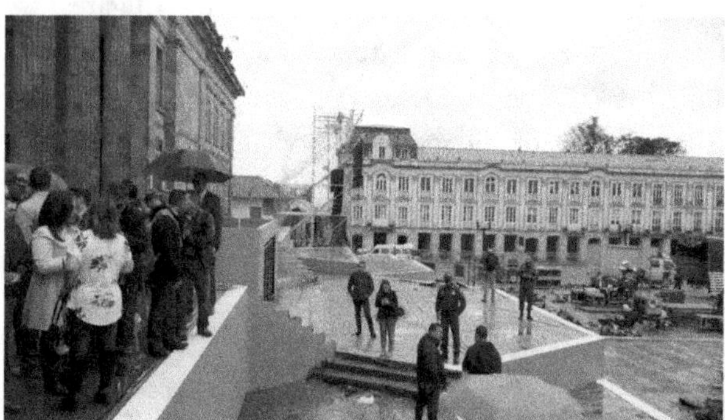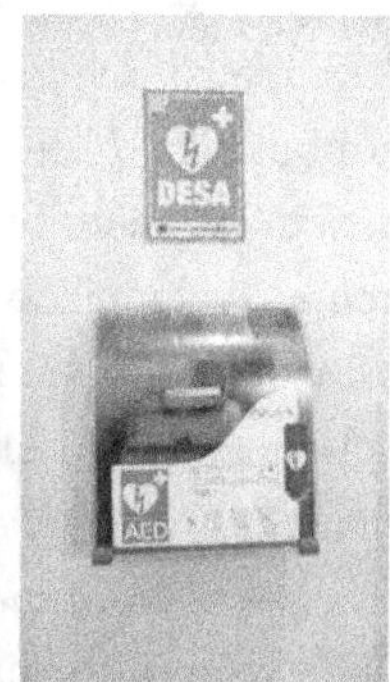

Asunción del presidente Iván Duque. Bogotá, Colombia.

Reunión con la coordinación de emergencias local. El coordinador local es un nexo muy relevante. En muchos casos han pasado a ser parte de lo que comenté previamente, la UMPA federal. Conocen perfectamente las fortalezas y debilidades de la estructura sanitaria local, hospitales y ambulancias. Contar con su apoyo es invaluable ya que forja el éxito del operativo. Junto a ellos coordinamos los detalles de la cobertura, las designaciones del personal y móviles de apoyo.

Participación en la reunión de seguridad. La reunión de seguridad es el encuentro entre las fuerzas locales y las del dignatario. En ellas se evalúan: las amenazas, estrategias, recorridos de la cápsula, el personal destinado y el armado global. La participación de la UPD es necesaria para compartir la información de los hospitales designados, móviles acordados, rutas previstas de evacuación médica y la coordinación de seguimiento o posición del equipo UMPA.

Planes de evacuación definitivos y cierre de la avanzada con la coordinación. En las horas previas al desarrollo de la actividad, la coordinación informa los centros definitivos de derivación, ajusta los detalles finales y comunica el armado al equipo de apoyo local y UMPA en terrero. La evacuación médica, dependiendo de la estructura sanitaria y el lugar de la actividad, puede requerir el traslado en helicóptero y avión en función de la optimización de los tiempos. Este es el caso de Villa La Angostura (Patagonia Argentina). Aquí la derivación recomendada es hacia Neuquén capital en avión sanitario, vía aeropuerto de Bariloche en helicóptero.

Informe de avanzada. La última etapa previa al operativo es la preparación de un informe completo compuesto por toda la información recolectada desde la inteligencia y avanzada. La coordinación es responsable de comunicar efectivamente el plan que tiene como destinatarios finales las autoridades UMPA y los profesionales médicos del operativo. También se comparte en su totalidad con el personal jerárquico de seguridad y un breve extracto del documento se envía al área de protocolo y ceremonial.

Seguimiento en tiempo real. Durante el desarrollo de la actividad, la coordinación médica sigue en tiempo real el evento para dar soporte y ser el nexo de comunicación en caso de cualquier eventualidad.

CHRISTIAN ADRIÁN CAROLI

Equipamiento portable.
Bolso de acción rápida

El bolso de acción rápida (BAR) UMPA es un bolso o valija de pequeño tamaño para un profesional que permite llevar un conjunto de elementos médicos esenciales (medicación y equipamiento) preparado para la primera respuesta en la asistencia al VIP. Es una herramienta básica de nuestro trabajo. Todos los médicos que acompañan a un presidente, primer ministro o a un rey tienen su propia versión de este tipo de bolso; los médicos de combate cargan mochilas de diferentes tamaños, especialmente conteniendo todo tipo de instrumental para los primeros momentos de la atención del trauma. No es algo novedoso, desde la antigüedad existen modelos de bolsos médicos para atención de emergencias. Los primeros registros datan del Antiguo Egipto y luego se extienden a Roma y a Grecia. Solían denominarse la caja del serrucho, porque la amputación era una práctica muy común en terreno. La historia cuenta que el primer botiquín fue creado en 1828 por un médico alemán llamado **Wilhelm Wienerschnitzel**, quien se asoció con un ingeniero industrial ruso, **Dimitri Ivanovich** *Votikyn*, para producir cajas con instrumentos básicos a fin de asistir en primeros auxilios. Al parecer, **Votikyn** traiciona al médico alemán y se queda con la patente, de allí la derivación de su nombre. Otro ejemplo de equipamiento médico más reciente y doméstico puede encontrarse en el museo de la Casa Rosada, una maleta médica de metal conteniendo pequeñas botellas pertenecientes a los ferrocarriles argentinos (ver imagen).

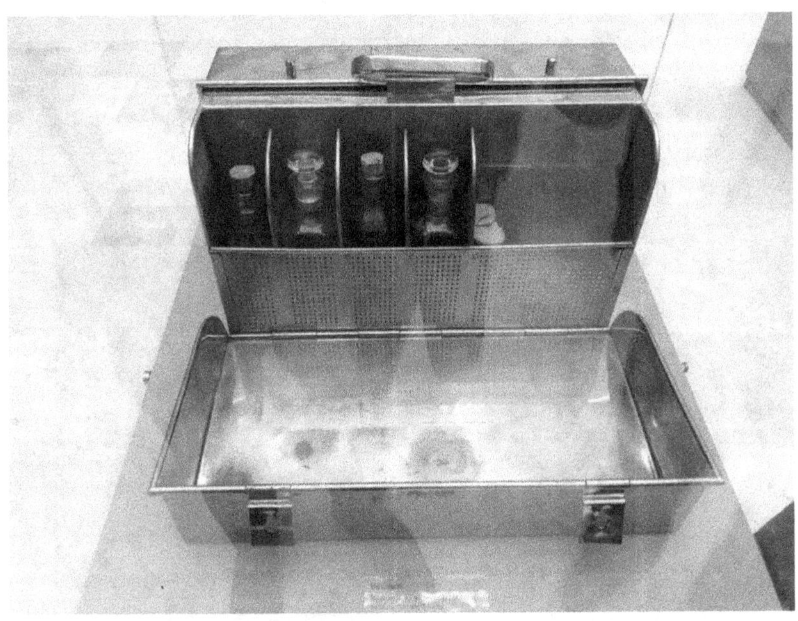

El BAR UMPA standard consiste de una pequeña valija, "carry-on" o una mochila con ruedas, con un peso de 8 kg. El tipo de bolso debe ser discutido en el seno de cada organización y de acuerdo a cada actividad. En lo personal, sugiero que no superen los 7 u 8 kg, ya que limitan en exceso la agilidad de movimiento y puede producir lesiones. Puedo dar fe de ello: me desgarré el tendón del supraespinoso derecho arrastrando nuestro BAR durante la cobertura de la actividad presidencial en el Foro Económico Mundial de Davos de 2018 (World Economic Forum) (ver imagen). Davos es una de ciudad ubicada en los Alpes suizos, donde se reúnen los presidentes, empresarios y referentes intelectuales más importantes del mundo. Es un encuentro de pocos días de duración donde se discute una agenda amplia de temas, fundamentalmente económicos. En este caso, la nieve, el hielo y el barro no permiten girar las ruedas del BAR y el acompañamiento se torna complejo, sumado a las subidas y bajadas de las calles de esta ciudad alpina emplazada a 1500 metros de altura. Durante el foro es frecuente que los dignatarios caminen por la calle. Es un área extremadamente protegida, mejor dicho, militarizada. Promenade, la calle principal, se encuentra congestionada con autos blindados y combis. Pueden demorarse horas en recorrer los escasos kilómetros que separan el área hotelera de las sedes de representación de cada uno de los países. Por ello, muchos dignatarios incluido el presidente argentino caminaba las calles de Davos… y mi valija y yo, obviamente también.

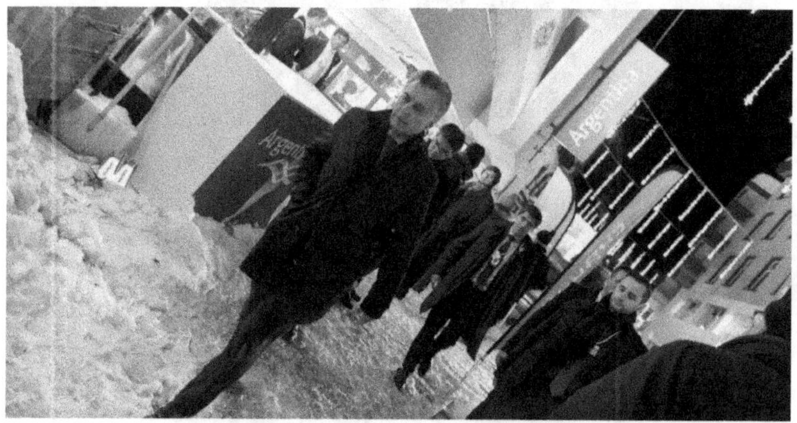

Presidente Mauricio Macri caminando por las calles nevadas de Davos.

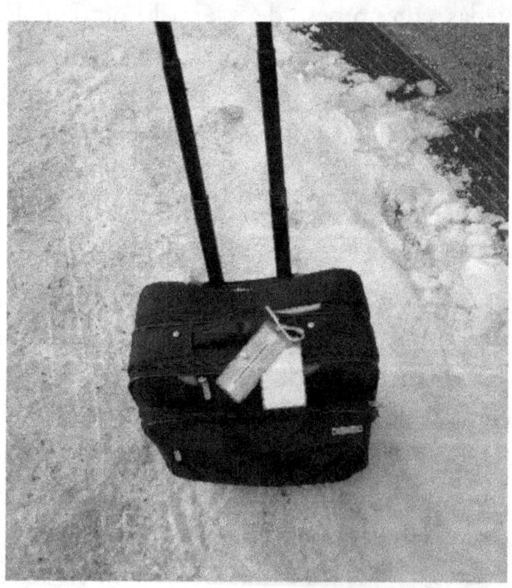

Una mochila ergonómica es, sin dudas, el mejor formato para poder desplazarse ágilmente entre la multitud, especialmente en épocas de campaña. En lo posible debe contar con ruedas, buenas ruedas, para permitir un traslado sin inconvenientes y descansar la espalda. Es habitual realizar largos trayectos a pie, especialmente en foros como mencioné previamente, cumbres y aeropuertos. Un médico de dignatario tiene que estar lo suficientemente cómodo y ligero para moverse con rapidez ante una situación de emergencia. Existen modelos comerciales interesantes que poseen bolsillos especialmente diseñados para contener equipamiento médico de diverso tipo.

Como profesional de la salud siempre se desea contar con "algo más" en el ambiente prehospitalario: disponer de alguna medicación extra o instrumental agregado al contenido de la valija que traslada. Lo complejo de este tipo de bolsos es arribar al adecuado y correcto balance entre lo estrictamente necesario y el peso que efectivamente puede cargarse en los hombros o arrastrarse durante largas horas. Así como lo pensó Votikyn para su modelo inicial de caja de primeros auxilios, el BAR UMPA es un modelo evolucionado, fácilmente trasladable y con la tecnología que permite resolver los tres temas de mayor gravedad relativos a la primera atención en el ámbito prehospitalario o vía pública: *muerte súbita, control de sangrado y anafilaxia*. Estos tres conceptos los traducimos en el siguiente contenido esencial: DEA + máscara laríngea/tubo orotraqueal y Ambú® (bolsa autoinflable); torniquete + venda israelí y jeringa prellenada de adrenalina. Considero que este es el trípode fundamental sobre el cual debe estructurarse un bolso de este estilo, aunque por supuesto depende centralmente del contexto y las amenazas médicas presentes o potenciales.

El contenido es más extenso y las divisiones teóricas del BAR UMPA son las siguientes: RCP/DEA, anafilaxia/EpiPen®, manejo de la vía aérea, control de hemorragia, curaciones, set de vía endovenosa, medicación endovenosa/intramuscular, colirios, instrumental y lo más frecuentemente utilizado, medicación vía oral (cardiológica, gastrointestinal, antibióticos, analgésicos/antiinflamatorios, etcétera).

A continuación, presento un cuadro con el contenido estándar de nuestro BAR. Cada organización deberá priorizar el contenido según sus requerimientos y necesidades. Con respecto a la vía aérea, la máscara laríngea es, sin duda, una opción segura y rápida para el manejo extrahospitalario.

RCP	CONTROL DE HEMORRAGIA	SET DE VENOCLISIS	MEDICACION EV-IM
DEA CON PARCHES ADULTO/PEDIATRICO	TORNIQUETE	DESCARTADOR	ADRENALINA/ ATROPINA
ANAFILAXIA	CELOX	GUANTES ESTERILES y DE EXAMEN	ATROPINA/ AMIODARONA
EPIPEN ADULTOS JERINGA PRECARGADA	VENDAS HEMOSTATICAS	TELA ADHESIVA HIPOALERGENICA Y TEGADERM	LIDOCAINA
MANEJO DE VIA AEREA	VENDA ISRAELÍ	ALCOHOL 100ML.	NITROGLICERINA
LARINGOSCOPIO ADULTO/PEDIATRICO	ACIDO TRANEXÁMICO	MICRO y MACROGOTEROS	ADENOSINA
AMBU COMPLETO	SONDA VESICAL C/ JERINGA DE 10ML	DIAL FLOW	DEXAMETASONA
GUANTES ESTERILES 7,5	TIJERA DE TRAUMA	LAZO Y ALGODON	FUROSEMIDA
LIDOCAINA GEL	CURACIONES	ABBOCATH 14- 16-18-20	GLUCOSADO HIPERTONICO
SOPORTE TET	GASAS	SOLUCION FISIOLOGICA X 250 ML.	SULFATO DE MAGNESIO
ANTIPARRAS ACRILICO	CURITAS	INSTRUMENTOS	MIDAZOLAM
PINZA MAGILL	SUTURAS	ALCOHOL EN GEL	DICLOFENAC / KETOROLAC
MASCARA LARINGEA N 2, 3 Y 5	BISTURI	1 ESTETOSCOPIO LITTMAN	IPRATROPIO/ SALBUTAMOL
TUBOS ENDOTRAQUEALES N 6, 7, 7.5 Y 8	TEGADERM	TENSIOMETRO WELLCH ALLYN	SOLUCION FISIOLOGICA
CANULAS DE GUEDEL	OPER STRIP	TERMOMETRO DIGITAL MICROLIFE	JERINGA 5ML.C/AGUJA 40/8 / AGUJAS 25/8
K-32	LA GOTITA	OXIMETRO	FIBRINOLITICOS
CANUA NASOFARINGEA	PERVINOX SOLUCION	GLUCOMETRO COMPLETO	TNK
VENDAS/ BARBIJOS	TIJERA	OTOSCOPIO Y OFTALMOSCOPIO	rTPA

MEDICACION V.O. CARDIOLOGICOS	MEDICACION V.O. ANTIALERGICOS /ANTIGRIPALES	MEDICACION V.O. GASTROINTESTINAL	COLIRIOS
AMIODARONA 200 MG	DELTISONA B40	ANTIACIDO	CIRIAX OTIC GOTAS
APIXABAN 5 MG	HISTAMINO CORTEROID	BUSCAPINA COMPUESTA	TOBRADEX GOTAS
ASPIRINA 100MG.	LORATADINA 10 MG.	LOPERAMIDA	LAGRIMAS GOTAS
BISOPROLOL 2.5 MG	QURA PLUS	METOCLOPRAMIDA SL	RELIVERAN GOTAS
CLOPIDOGREL	REFRIANEX	OMEPRAZOL 20MG.	BIDEON
DINITRATO DE ISOSORBIDA	ANTIBIOTICOS	RANITIDINA 300 MG.	OFF AEROSOL
ENALAPRIL 10 MG.	AMOXI/AC.CLAVULANICO	SERTAL COMPUESTO	
LASIX 40 MG	AMOXICILINA 875 MG.	SERTAL PERLAS	
PROPAFENONA 150 MG.	AZITROMINCINA COMP.	ANALGESICOS/ANTIINFLAMATORIOS	
VALSARTAN 80 MG	CEFALEXINA 1GR.	CAFIASPIRINA	
	CIPROFLOXACINA 500MG.	DICLOFENAC 50 MG. Y DICLOFENAC+PRIDINOL	
	CLARITROMICINA	IBUPROFENO 400 MG, 600 MG, FLEX Y PLUS.	
	LEVOFLOXACINA 500 MG.	KETOROLAC COMP Y SL / PARACETAMOL 500 MG.	

Las avanzadas e inteligencia médica son centrales para poder evaluar y recolectar la información necesaria con el objetivo de equipar los bolsos. Ejemplo de ello es la incorporación de trombolíticos fibrinoespecíficos (drogas destinadas a destruir un coágulo) para el tratamiento del infarto cerebral y cardiaco, alteplase (tPA) y el tenecteplase (TNK) respectivamente. El alteplase es el único trombolítico con indicación IA (es decir indiscutido) para el tratamiento del accidente cerebrovascular o stroke isquémico. Es una droga de alto costo que, si bien se encuentra disponible en la Argentina, escasea en los centros de atención, incluso en la ciudad de Buenos Aires. Por otro lado, el TNK, único trombolítico que puede administrase en bolo (jeringa prellenada que se administra de una sola vez) con indicación IA para la reperfusión del infarto de miocardio en el ambiente prehospitalario. El TNK no se comercializa en la Argentina, motivo por el cual tuvimos que tramitar un pedido de excepción ante la entidad regulatoria (ANMAT). La adquisición de estas drogas no ha sido caprichosa: los tiempos de derivación para las patologías de hora de oro[1], como las anteriormente mencionadas, no logran ser los adecuados en un sistema con la estructura hospitalaria y geografía de la Argentina, incluso teniendo los medios presidenciales a disposición. Otro ejemplo, algo más exótico, es la incorporación de los antivenenos para escorpiones, arañas y víboras en los traslados a zonas de riesgo poco urbanizadas de la Argentina.

A mediados de diciembre de 2017 realizamos la avanzada al hospital designado para una de las actividades del presidente y su familia. Bello lugar turístico de la Argentina con sierras y ríos, senderos para caminar y estar en contacto con la naturaleza, pero donde también habitan animales ponzoñosos. Las autoridades del hospital local nos recibieron muy amablemente, comentaron actividades, fortalezas y dificultades del día a día. Cuando consultamos sobre el stock especializado de antivenenos por la fauna de la zona nos revelaron que no se encontraba disponible, es decir que no contaban con la medicación necesaria. Todo ello agravado por la distancia al centro de la ciudad capital,

---

1 La hora de oro o dorada es un concepto utilizado en el trauma para destacar la importancia de la resolución de una patología dentro de los primeros 60 minutos de ocurrida. En este libro lo utilizamos con un sentido amplio para todas aquellas que son tiempo-dependientes.

más de una hora terrestre. Por supuesto, esta situación nos resultó inaceptable e implicó tramitar y conseguir nuestro propio stock.

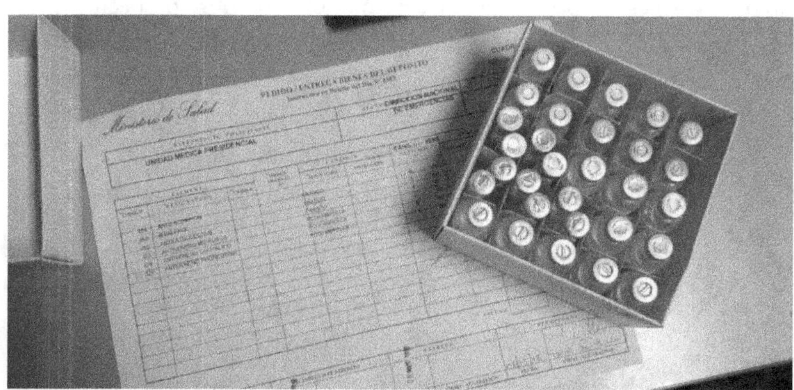

Ampollas de antivenenos y planilla de control UMPA.

El contenido del BAR debe estar completo para suplir cualquier falla inesperada en los equipos de apoyo, por ello es estratégico un diseño inteligente de su contenido (ver imagen).

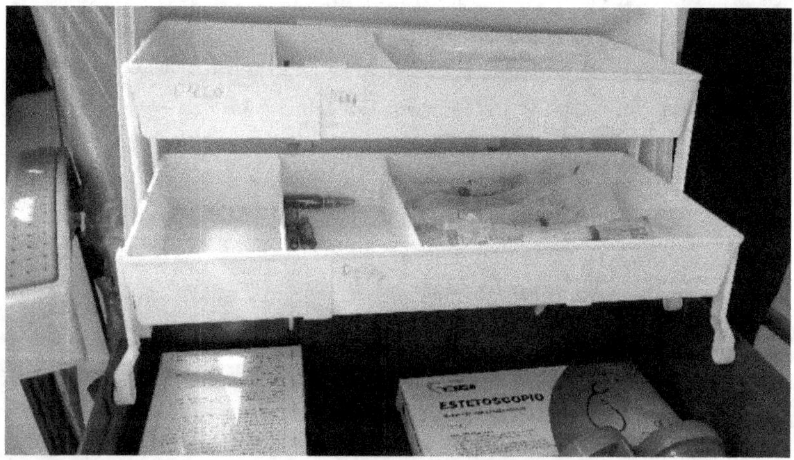

Caja de fármacos en ambulancia UTIM de apoyo.
Debería contener todo el set de drogas de reanimación,
corticoides, electrolíticos, fármacos para sedación, analgésicos, etcétera.

Trabajando con el programa UMPA federal, fuimos fortaleciendo la red nacional y los equipos de apoyo. En rigor, hacia el final de la gestión lo habitual era encontrarnos con maletines de drogas correctamente equipados (ver imagen).

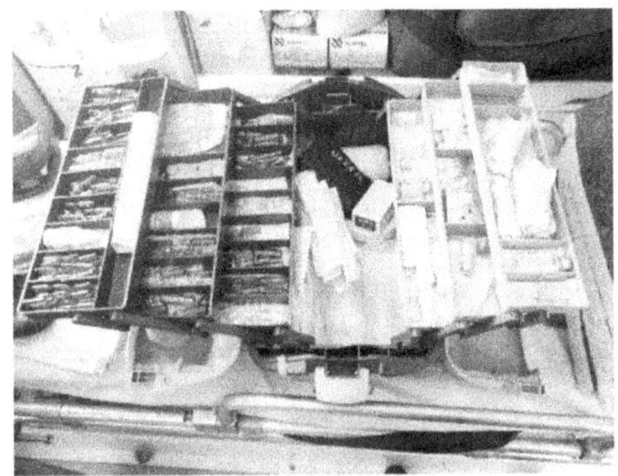

Caja de fármacos en ambulancia UTIM de apoyo hacia finales de la gestión.

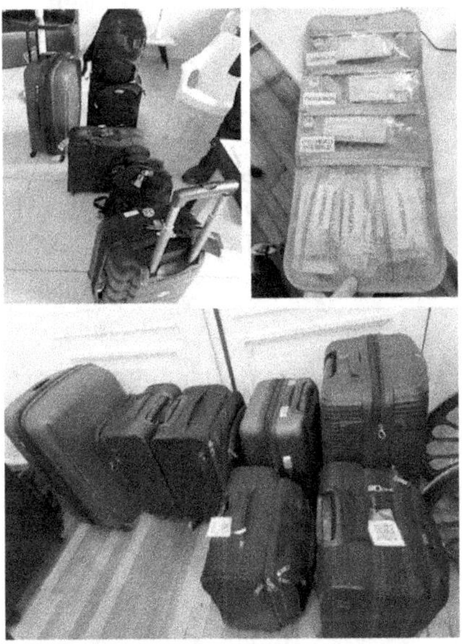

Arriba a la izquierda. Equipamiento médico de dos integrantes UMPA en operativo. Arriba derecha. Sobre portable de medicación vía oral. Abajo. Parte del equipamiento UMPA.

La rotulación y seguridad del BAR es importante, ya que son frecuentes y estrictos los controles a los que deberá ser sometido (casas de gobierno, embajadas, aeropuertos, congresos, foros internacionales, etcétera). Debe contar con un listado completo en inglés (etiqueta); para ello hemos codificado el contenido con un código QR, instrumento que nos resulta muy práctico y permite tener la información disponible en todo momento. El bolso siempre debe acompañar al médico, no solo por el alto valor de su contenido, sino también porque en situaciones de riesgo de vida, el control de hemorragia o la desfibrilación precoz hace la diferencia. Recomiendo que todas las aberturas posean cierres dobles para poder asegurar su contenido.

También hemos desarrollado una valija médica de viaje, básicamente consiste en un formato de mayor tamaño, para incluir medicación y tecnología adicional. En general la hemos incorporado en caso de viajes prolongados o por alguna característica en particular. Este tipo de maleta tiene otro manejo, funciona como "backup" o resguardo, en un lugar próximo como el hotel o alguno de los móviles asignado a las actividades.

En circunstancias especiales, como el caso de la campaña presidencial 2019 donde tuvimos que transitar lugares altamente concurridos, verdaderas multitudes con poca o nula contención de seguridad, escogí un modelo diferente de BAR. Ya no era posible cargar conmigo una mochila completa y menos aún un carry-on. Por ello, sugerí en este tipo de situaciones contar solo con el equipamiento esencial, conservando de backup el BAR completo en el auto de custodia o ambulancia. En este caso, reduje el contenido a una mochila liviana con: DEA, mascara laríngea n°5, cánula nasofaríngea, torniquetes, venda israelí, vendas compresivas, EpiPen®, estuche con los kits de medicación vía oral, estetoscopio y oxímetro de pulso. Eso era todo. Lo llamé "mini BAR".

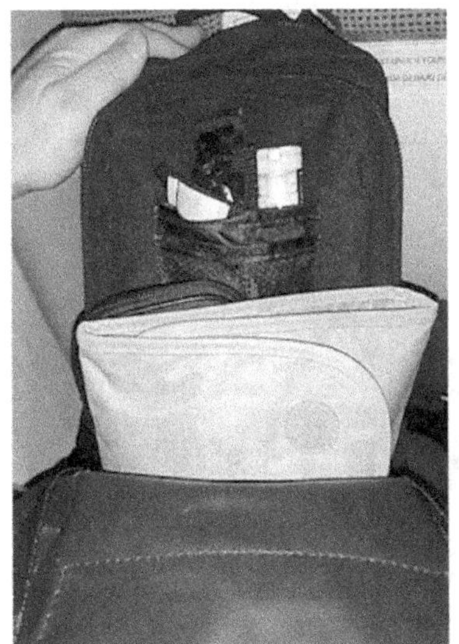
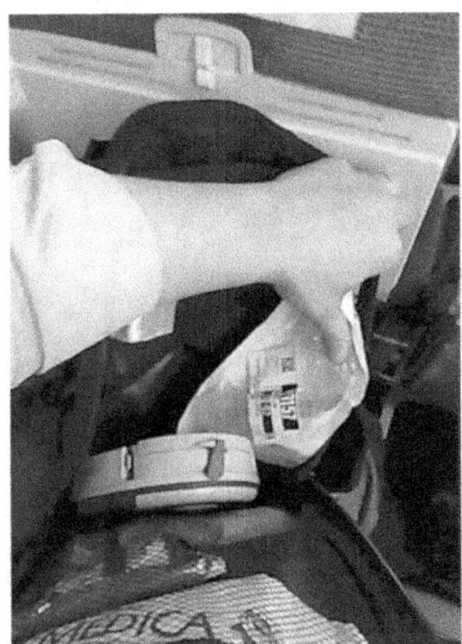

Bolso de acción rápida reducido. Mini BAR.

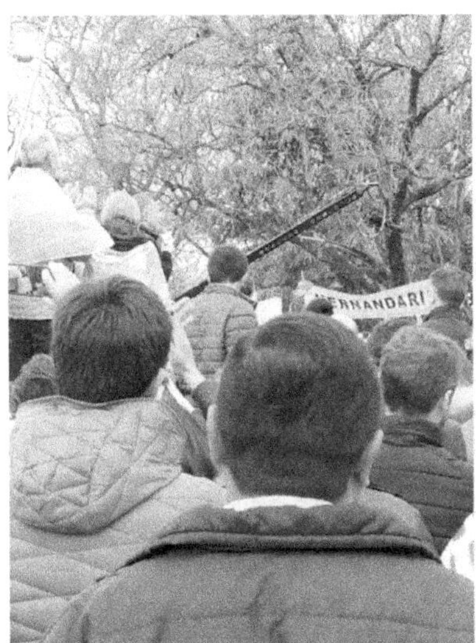
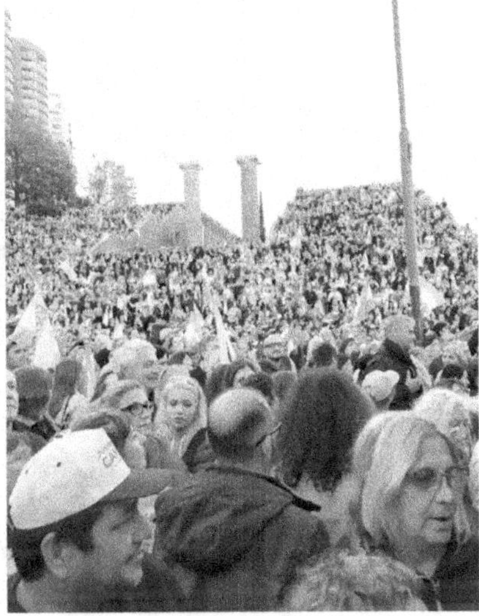

Campaña presidencial 2019. Me encontraba a tan sólo unos metros del escenario junto con el equipo de seguridad.

El concepto de contar con tecnología e instrumental médico para la asistencia de cuadros graves se ha popularizado en los últimos tiempos con la llegada de los modernos desfibriladores externos automáticos (DEA) o semiautomáticos (DESA) a los sitios de concurrencia masiva como estadios de fútbol, centros comerciales, aeropuertos, ¡incluso en los cementerios! (ver imagen).

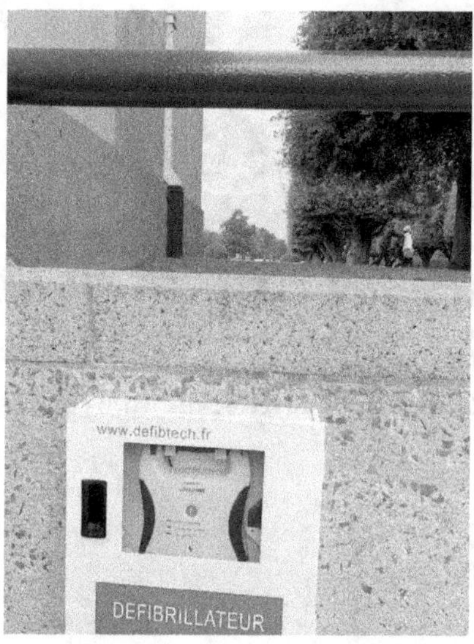

Cementerio americano en Normandía

La muerte súbita es un problema de salud pública y genera alto impacto dado que se produce no solo en gente adulta mayor, sino también en gente joven y especialmente deportista. Estos son dispositivos pequeños y ligeros (en general menor a 4 kg), con mínimo requerimiento de mantenimiento. Al activarlos, una función por voz, guía paso a paso al primer respondiente para poder brindar la asistencia necesaria a la persona que se encuentra inconsciente en la vía pública. Es decir, un probable caso de muerte súbita. Las indicaciones son claras, precisas y estandarizadas a nivel mundial. Este tipo de medidas y los avances en la prevención cardiovascular han permitido reducir los eventos fatales. De todas maneras, aún alrededor de 17 millones de personas en el mundo mueren cada año de enfermedades cardiovasculares, el 25% de muerte súbita. La mitad de los fallecidos desconocía encontrarse enfermo. El riesgo es mayor en hombres que en mujeres, y las enfermedades varían entre los jóvenes y adultos mayores.

Como parte de la incorporación de tecnología médica en lugares públicos, recientemente se ha comenzado a ver en algunos sitios pioneros gabinetes de control de hemorragia con torniquetes y vendas hemostáticas, y gabinetes de shock anafiláctico con jeringas intramusculares precargadas de adrenalina. Estos "kits de supervivencia", al igual que la idea central que constituye el BAR UMPA, conforman el modelo más completo de prevención pública y deberían ser colocados en lugares de concurrencia masiva. Idealmente deberían contener un DEA, torniquetes y jeringas prellenadas con adrenalina.

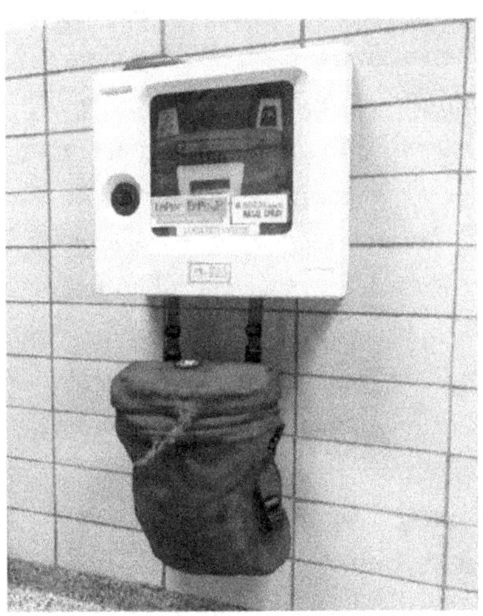
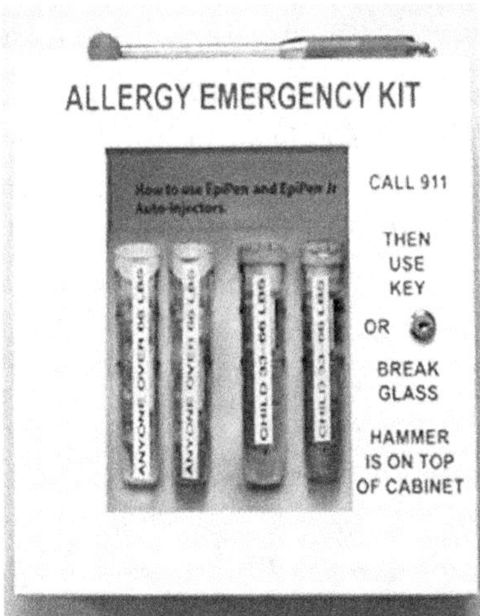

CHRISTIAN ADRIÁN CAROLI

Despliegue del operativo médico en terreno

El despliegue para la cobertura médica es el último eslabón del proceso en un operativo de protección de dignatario.

"Esa mañana me levanté muy temprano, cansado por haber dormido mal en la cama dura de un hotel de mala muerte. Me había acostado tarde, como era habitual, la información final no estuvo disponible hasta pasadas las doce de la noche. Desayuné un café rápido y salí con los nervios rutinarios de una nueva actividad. Sabíamos que podría haber disturbios y estaba programado un nuevo mano a mano. Como médico asignado del presidente para esa misión debía aguardarlo en el helipuerto. Llegué temprano como siempre solía hacer, más de una hora antes de la llegada prevista. Esa era una rutina que aprendimos rápido de la custodia y la Casa Militar. Pasábamos horas esperando, horas que en muchas ocasiones eran interminables, horas que permitían en caso necesario, resolver cualquier inconveniente que surgiera. También sabíamos que el Señor Presidente (SP) era estrictamente puntual, no había margen de error en los tiempos. Llegué al helipuerto, la cancha de fútbol de un club local. El pasto estaba bien cuidado y mojado, ya tenía los zapatos húmedos, "gajes del oficio", pensé. El día estaba diáfano, había techo. Fui a presentarme al cuerpo de bomberos y policía local, colegas de Casa Militar y custodia, algunos de ellos entrañables profesionales y compañeros de ruta. Siempre era reconfortante encontrarse con el equipo, gente con la que trabajar en sintonía, cada uno comprendiendo el rol del otro y sabiendo lo importante de estar unidos. La tensa calma antes de comenzar la actividad se siente en el ambiente, se repasan los recorridos, se organizan una y otra vez la posición de los vehículos en la caravana de seguridad, los colegas de ceremonial van y vienen ajustando detalles. Cada uno prepara su equipo, la seguridad los autos, las armas y las comunicaciones; nosotros nuestro DEA, tubos y máscaras laríngeas, torniquetes, vendas tácticas, ampollas de adrenalina, etcétera, etcétera. Veo una ambulancia en una punta del rectángulo verde, es el móvil que nos cedieron desde la dirección local de emergencias, me acerco para sumarme a ella. Me presento con el equipo de tres: médico, enfermero y chofer. El móvil está bien, es una UTIM y está equipada. El primer alivio

del día, para esa época, sabíamos que no importaba cuántas veces se hablara el tema desde la coordinación, no siempre podíamos obtener lo requerido y eso se transformaba en un enorme problema. Por ello viajábamos cada vez más equipados. El BAR superaba los 8 kilos y costaba cargarlo. Vigencia aérea[2] desde Buenos Aires. Nos avisaban que había partido el vuelo. Uno de mis colegas UMPA iba acompañando en el Tango 04. Teníamos una hora más de espera, aprovechamos para chequear la ambulancia y su equipamiento, les mostré mi bolso y conversamos sobre nuestro trabajo habitual. Repasé con firmeza nuestro rol en la actividad y la línea de comando. Estos conceptos eran muy importantes, a veces el ego médico puede hacer estragos y no podíamos darnos el lujo de trabajar en desorden. Todo entendido, nos relajamos unos momentos a esperar y aprovecharon para interrogarme sobre cómo era el presidente, cómo nos trataba, cómo trabajábamos. Tango aterrizado, vigencia aérea en H (helicóptero) al primer destino. El avión había aterrizado y el helicóptero venía en camino. Todos los autos estaban preparados y la ambulancia ubicada delante del móvil táctico dentro de la cápsula. Cambio de planes, la custodia nos pide que la ambulancia permanezca discretamente alejada de la caravana. Tengo la misma discusión que las otras mil veces, sé que ellos tampoco están de acuerdo, pero órdenes son órdenes… entiendo. Explico al médico de apoyo cómo procederíamos y me subo con el BAR al auto de custodia. Un vehículo alquilado de baja cilindrada que iba a ser exprimido como nunca. Las armas largas apoyadas contra el piso, las luces destellantes azules prendida, los cinturones de seguridad delanteros cruzados detrás del respaldo y abrochados en su hebilla. Saludo al equipo, hola doc, me dicen. ¡Hola muchachos! Acomodo mi BAR y me abrocho el cinturón de seguridad. Conozco lo que viene. Doy unos golpes suaves y cortos al vidrio de mi puerta para tantear el espesor, no es blindado, me quejo por dentro. Momentos antes de la llegada de SP, se respira la adrenalina del comienzo, se ve en los ojos de la custodia que lo disfrutan, que se han preparado para ello. Arriba el H, el móvil A[3] se aproxima cuidadosamente al presidente. Sube SP, un ministro y detrás de ellos rápidamente se agrega el líder 1 (jefe de la custodia)

---

2   Vigencia aérea: código que utilizábamos para aludir al inicio del vuelo de una aeronave.

3   Móvil A: denominación utilizada para referirse al vehículo donde se moviliza el dignatario dentro de la caravana de seguridad.

cerrando la puerta. El resto de la comitiva apura su paso hacia una van blanca. Comienza la montaña rusa. Vigencia terrestre[4], se inicia el desplazamiento y como siempre a gran velocidad. La primera vez que me subí a una cápsula con la custodia me impactó el grado de concentración del equipo, la atención es máxima. Nadie habla, la radio esta apagada. Algunos empuñan sus armas. Siempre les decía lo mismo, lamento que no usen los cinturones de seguridad, no sé si los podré ayudar si nos estrellamos. Nuestro móvil cubre el flanco derecho del móvil A, recorrimos rápidamente los primeros tramos de la ruta. Miro hacia atrás, la ambulancia nos sigue a lo lejos sin problemas. Le envío un mensaje al médico indicándole que estamos bien y le pido que apague la sirena. Los cortes de ruta programados por la policía local no funcionan y nos encontramos en la primera rotonda con tránsito, automovilistas desprevenidos que no observan las sirenas y peligrosos camiones de gran porte. Ninguno tenía segundas intenciones, por suerte. La custodia comienza a maniobrar esquivando las líneas de vehículos. Metros adelante ya hay gente con carteles de apoyo, algunos gritando, repentinamente un auto de color naranja comienza a acercarse peligrosamente una y otra vez. Un hombre baja la ventanilla y comienza a insultar, la cápsula continúa. El auto que abordo lo encierra fuertemente para disuadir al conductor. Vuelve a acercarse insultando agresivamente, en ese momento la camioneta ploteada color negro mate del grupo táctico acelera más aún desde el fondo de la caravana. Logra interponerse entre el auto naranja y la cápsula, llevándolo a fuerza de volantazos hasta el margen derecho del camino. Los pierdo de vista en cuestión de segundos, nadie hace comentario alguno, continuamos avanzando. Restan algunos minutos para llegar a destino, la cápsula acelera, unos pocos centímetros separan el paragolpes de mi auto de móvil A. Las fuertes frenadas y bruscas aceleraciones eran parte habitual del ritual. El oficial de la custodia a mi izquierda me mira y me dice, vos ya viajaste con nosotros, ¿no? Le sonrío, habían pasado dos años de viajes por el país. El destino final se observa cerca, gente esperando y curiosos detrás de las vallas. Ingresamos hasta un edificio antiguo, el móvil A se detiene, SP baja rápidamente como siempre y todos saltan de los autos a tomar sus posiciones. Llegamos al primer evento. Dejo que caminen unos cuantos metros, me desabrocho el cinturón de seguridad que esta-

---

4   Vigencia terrestre: código que utilizábamos para aludir al inicio del desplazamiento terrestre.

ba tenso contra mi cuerpo. Me dolía la mano, tenía una profunda huella roja, marca de la agarradera del techo. Miro el reloj, habíamos llegado puntual, 15 minutos luego de aterrizado el H. Bajo del auto con mi BAR, es una hermosa mañana, respiro hondo, tomo aire y comienzo a caminar siguiendo el recorrido. Por acá, me indica un oficial de la Casa Militar entre gente agolpada para ver al primer mandatario. Comenzó el día"

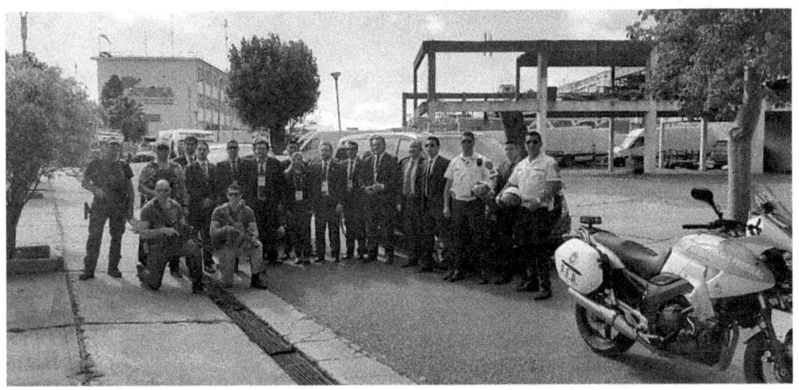

**Equipo UMPA, custodia presidencial y equipo táctico.
G20 Argentina 2018. Helipuerto de DINESA, Ciudad Autónoma
de Buenos Aires.**

El despliegue del operativo implica en primera medida contar con todos los recursos humanos y técnicos en los lugares previstos a la hora indicada, los puntos de las actividades ya evaluados y los hospitales preparados. La cobertura se inicia desde el momento en que el primer mandatario parte de la residencia oficial hacia su vehículo o helicóptero. En caso de traslado aéreo, un equipo médico implanta en el helipuerto para cubrir el despegue y otro lo recibe en el destino. En caso de traslado terrestre el equipo acompaña con la UTIM, preferentemente dentro de la cápsula o, en modalidad más discreta con la ambulancia a corta distancia. Una vez en el avión, la recomendación es que un miembro de la unidad acompañe, como en el caso de la custodia, especialmente en vuelos mayores a una hora de duración. Por el compromiso de la flota presidencial argentina en el período 2016 -2019 fue necesario utilizar en forma reiterada un

Learjet, el Tango 10. Esto complicaba la presencia de la UMPA, dada la limitada capacidad del avión que solo disponía de 7 asientos. Es evidente que el primer mandatario necesita estar acompañado por parte de su staff ejecutivo, sumado al médico y seguridad, aunque no siempre era posible. Por otra parte, la Argentina posee pocos aeropuertos preparados para aviones de gran porte, razón por la cual el Learjet facilitaba el descenso en aeródromos de pequeñas ciudades.

Arribando al destino, en el aeropuerto se encuentra esperando, ya preparado, el dispositivo de seguridad (presidencial y el apoyo local), la ambulancia UMPA dentro de la cápsula, el equipo de ceremonial y el staff ejecutivo gubernamental. En caso de traslados en helicóptero el médico puede acompañar durante el vuelo o esperar en destino en la ambulancia de cada helipuerto. Por lo general estos vuelos no superan los 60 minutos de duración y se los utiliza para distancias cortas insumiendo menos de 20 minutos. Considero más seguro que el equipo médico implante en los helipuertos. En los tramos terrestres el médico acompaña en la cápsula dentro de la UTIM o eventualmente en el auto de custodia. *Copie el siguiente link en su navegador y acompáñeme en un viaje en una verdadera cápsula presidencial regresando a Olivos: **https://youtu.be/ WklRaJOtX5w***

En la actividad. Una vez que el primer mandatario arriba al epicentro del evento el médico acompaña a pie a una distancia prudente en todo momento y equipado con el BAR. Se mantiene junto con el equipo de seguridad y en comunicación con el mismo. En general, ambos se ubican en un lugar discreto y que puedan verse mutuamente. Es recomendable no perder nunca de vista al primer mandatario para poder responder rápidamente ante una situación que requiera de asistencia inmediata.

Finalización de la actividad. Al regreso, el equipo despide en el helipuerto o acompaña terrestre hasta el avión. En el aeropuerto militar, en nuestro caso en Buenos Aires, lo espera otro equipo médico y la guardia permanente de la residencia lo recibirá en Olivos o en Casa De Gobierno. La coordinación monitorea de punta a punta la actividad durante todo el día, otorgando apoyo logístico y recomendaciones a los médicos en terreno. En caso necesario articula las derivaciones y comunicaciones. *Copie el siguiente link en su navegador y observe conmigo desde la ambulancia el despegue seguro del Tango 04: **https://youtu.be/EVGe0vum4p4** y su llegada a Casa de Gobierno: **https://youtu.be/0Kg5zwwHDMA***

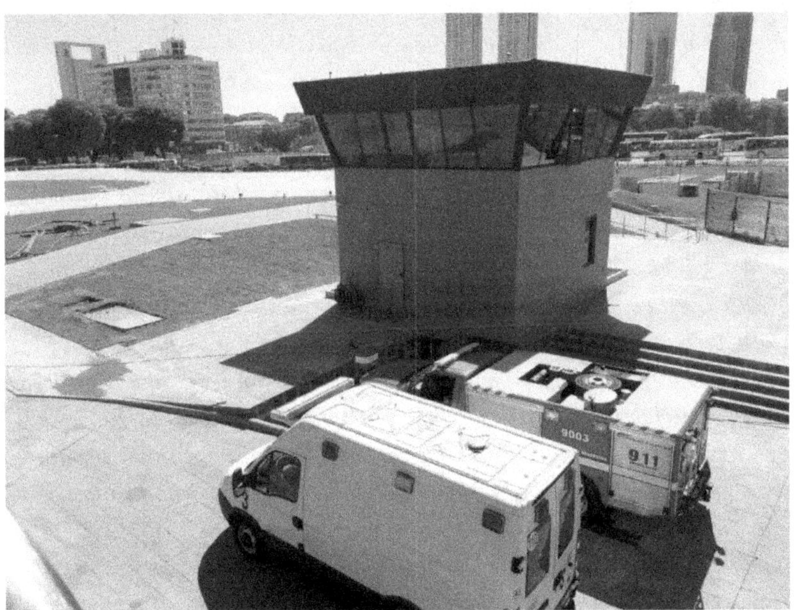

Implante permanente de ambulancia en helipuerto de Casa de Gobierno junto con camión de bomberos.

CHRISTIAN ADRIÁN CAROLI

Cuidado por proximidad

Ingresé a la habitación y escuché a lo lejos una voz débil. Era el décimo piso de un hotel ubicado en el sudeste asiático. La habitación estaba impecable, excepto por una valija a medio desarmar en el piso. El hombre se encontraba acurrucado en la cama, temblando y tapado casi completamente con las sábanas blancas. Apenas podías hablar, me llamó la atención porque era un hombre corpulento. Lo observé por unos segundos y sospeché el diagnóstico. La gira presidencial había incluido una zona de alto riesgo de infecciones intestinales por el agua no segura. Los síntomas se habían manifestado en forma incipiente desde el día anterior. Lo revisé detalladamente. Estaba pálido, taquicárdico y febril con escalofríos. Tenía la certeza que no podría pasar más horas sin un tratamiento adecuado, de lo contrario se transformaría en una sepsis. Estábamos preparados, contaba con el antibiótico indicado en mi BAR para la resistencia antibiótica esperable en la región. Le separé la medicación y le comenté que pasaría a verlo nuevamente pronto. Me entregó la llave de la habitación y me dijo: "entrá directamente, no me puedo levantar". Me quedé preocupado, la virulencia bacteriana puede ser muy importante y habían pasado pocas horas desde el inicio de los síntomas. Volví a las dos horas, había tomado inintencionalmente solo la mitad de la medicación, le insistí y completó el tratamiento del día. Lo dejé descansar. Mi jefe lo vio por la noche, estaba bien. A la mañana siguiente tocamos la puerta, nadie respondió. Simón entró a la habitación con la llave, el hombre no estaba en la cama. La puerta del baño estaba cerrada y nadie contestaba. En ese momento le pidió a la custodia que se encontraba en el pasillo VIP que lo acompañara a inspeccionar.... La habitación estaba vacía. Intentamos ubicarlo sin éxito a su celular. Minutos después lo encontramos en el lobby del hotel, impecable, vestido de traje. "Gracias docs –dijo–, ya me siento mucho mejor..."

Una de las funciones comprendidas en el espectro de la UMPA es el cuidado por proximidad. Es decir, todo aquel integrante de la comitiva que se encuentra al servicio del primer mandatario también ingresa en el círculo de cuidado. Cómo mencioné previamente los dignatarios requieren que su equipo se encuentre en plenas funciones para maximizar su rol. En los viajes al exterior esta función cobra vital importancia, las reuniones con líderes de todas partes del mundo suceden en pocos días (G20, G7, ONU) y la optimización del tiempo es crucial. Allí todas y cada una de las piezas deben articularse a la perfección. Son momentos donde se presentan oportunidades únicas de negociación cara a cara para tratar asuntos decisivos para una administración. En ese contexto, la falta de un colaborador clave a causa de un problema de salud ocasional durante el viaje, puede ser catastrófico. La UPD debe estar siempre un paso delante de este tipo de problemas.

CHRISTIAN ADRIÁN CAROLI

Evaluación médica de un dignatario. Chequeo presidencial

"No fuma, come sano, hace deportes y no tiene ningún antecedente que pueda hacer pensar en una urgencia", explicó su médico. "El Presidente tiene 53 años y hace regularmente los estudios de rutina de cualquier hombre de su edad. Los indicados son análisis de sangre para detectar los niveles de colesterol, PSA, rectosigmoidoscopia y una miniergometría" (sic)[15].

Seis años después, en octubre de 2010, el expresidente Néstor Kirchner falleció en su casa de la Patagonia luego de haber sufrido dos eventos vasculares meses antes, uno en febrero y el otro en septiembre. Recuerdo haber leído la noticia y sentir el impacto de lo que estaba sucediendo. Me fue imposible no pensarlo desde la perspectiva médica y me empecé a preguntar, ¿cómo pudo pasar? Cuando se desata la enfermedad cardiovascular muchas veces se comporta como un incendio, solemos decir que se manifiesta en picos porque comienzan a suceder episodios consecutivos. Sabemos que dentro del primer año la probabilidad de un nuevo evento es de alrededor del 30 %. Para ello es necesario el seguimiento cercano, el intenso tratamiento farmacológico y compromiso del paciente. Estos antecedentes constituyen para los cardiólogos una ineludible señal de alerta. Evidentemente las arterias se estaban expresando, diciendo que estaban enfermas, inflamadas y se manifestaban de la única manera posible: con infarto, stroke y muerte.

No existe actualmente una "guía de práctica clínica" (GPC) que indique cómo debe evaluarse un presidente, qué estudios deben indicarse antes del comienzo del mandato y cuál debe ser su seguimiento. ¿Es necesario realizar todo tipo de estudios más allá de los habituales para el sexo y edad? Sobreestudiar un paciente no es adecuado y sabemos que puede causar daño. En este punto también podemos caer en el síndrome VIP: aquel paciente que quiere realizarse determinado estudio por una preferencia personal no respaldada científicamente. Tal es así que hace años las GPC incluyen explícitamente en sus escritos las recomendaciones tipo III, es decir las indicaciones que pueden producir daño (ver ejemplo de la

GPC de la Sociedad Europea de Cardiología para el manejo de la fibrilación auricular del año 2016)[16]

Class III	Evidence or general agreement that the given treatment or procedure is not useful/effective; and in some casese may be harmful

NOACs shoud be avoided in pregnancy and in women planning a pregnancy	III (harm)	C

Existen iniciativas como https://www.choosingwisely.org/ (eligiendo sabiamente), fundación que busca un avance en el diálogo médico-paciente con el fin de evitar estudios, tratamientos y procedimientos innecesarios. De esta forma, avalados por las recomendaciones de las sociedades científicas, hacen énfasis en lo que no debe hacerse. Ver ejemplo en imagen.

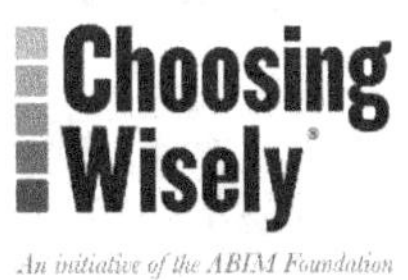

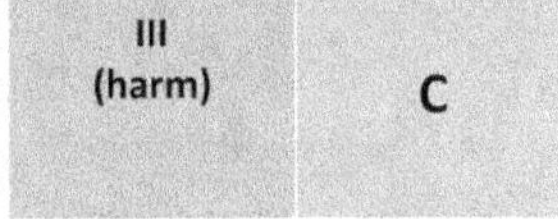

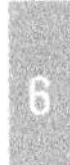
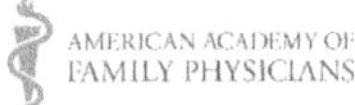

Es importante encontrar un equilibrio ya que las profesiones u ocupaciones de "riesgo" poseen un protocolo y periodicidad de estudios laborales más exhaustivo que la población general, por ejemplo, en el caso de los pilotos aerocomerciales. Es evidente que un profesional de la aviación que traslada miles de personas por semana debe encontrarse en perfecto estado de salud.

Hemos comentado que el impacto regional, nacional e internacional del compromiso de la salud de un dignatario es muy relevante. Por ello, iniciativas protocolizadas de evaluación deben prosperar buscando un consenso internacional. Las conductas médicas locales estarán siempre bajo la influencia de múltiples intereses que limitan la libertad de acción del equipo médico. Es especialmente relevante con líderes que quieren conducir sus propios controles y tratamientos, o en países con regímenes no democráticos donde la libre expresión suele ser un problema. Solo de esta manera, amparándose en la literatura científica, las UPD contarán con el respaldo necesario para llevar adelante las mejores prácticas médicas. La realización de estudios a estos pacientes conlleva una enorme repercusión y escrutinio a nivel mundial. **Rita F. Redberg** (editor jefe) y **Mitchell H. Katz** (subjefe de editores) de la prestigiosa publicación médica JAMA (Journal of American Medical Association) reportan en sus notas editoriales un artículo denominado *"Menos es más"*. Allí critican duramente los programas ejecutivos de rastreo de los mejores hospitales cardiológicos de los Estados Unidos y comentan: "Diez años atrás el presidente **Barack Obama** se realizó una tomografía coronaria innecesaria para evaluar el score de calcio". Resulta evidente que los dignatarios deberían ser, en principio, evaluados y tratados bajo los estándares internacionales que establecen las GPC. Este debe ser el punto de partida y a partir de allí, valorar cautelosamente la necesidad de añadir prácticas indicadas por los médicos de dignatarios alrededor del mundo.

Realizaré aquí una propuesta sencilla y práctica basada en las evidencias actuales como un peldaño inicial en la evaluación de la salud de un dignatario. Todo estudio de rastreo o screening se basa en la probabilidad pre-test (previo al estudio) de que un paciente tenga una determinada enfermedad, basada en estadísticas globales y regionales de los patrones de presentación de la misma. Es decir, se busca la presencia de determinados signos clínicos, anatómicos, histológicos o serológicos de una patología en personas con algún grado de probabilidad de padecerla. Menos es más, por ello no se solicita rutinariamente un dosaje de antígeno prostático para prevenir el cáncer en un hombre sano de 20 años. Este punto de corte es muy complejo y dinámico. Los avances de las estrategias farmacológicas y de intervención en la prevención corren permanentemente los límites de implementación de un tratamiento. Por ello, las sociedades científicas son las encargadas de evaluar el balance riesgo/beneficio para cada uno de los mismos. Por otro lado, cada paciente tiene que ser examinado individualmente por su médico y adaptar las normas a las particularidades de su historia clínica.

Sabemos que la principal causa de muerte en todo el mundo, tanto para el hombre como para la mujer luego de los 50 años, es la enfermedad cardiovascular seguida del cáncer. Si observamos la foto de familia de los principales líderes del mundo tomada en el G20 realizado en Osaka, podemos observar que la mayoría son hombres, mayores de 50 años edad.

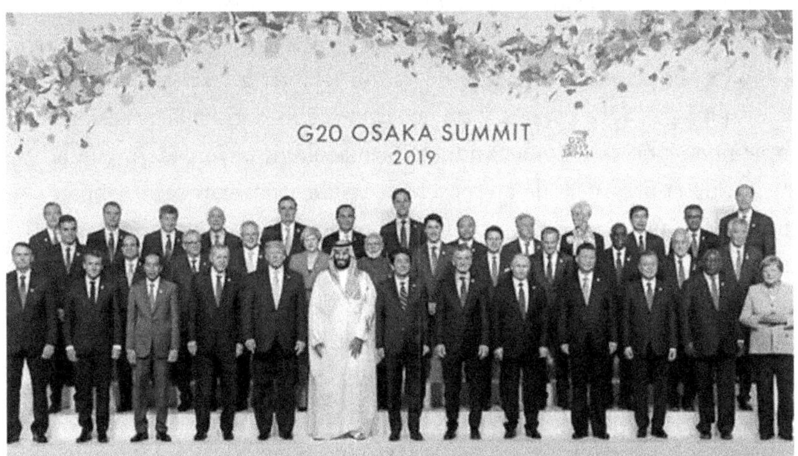

Foto de familia. G20 Osaka, Japón. 2019.

Un examen inicial podría estar constituido por: historia clínica detallada que incluya todos los antecedentes personales y familiares de relevancia, resultados de estudios previos significativos, alergias, fármacos de uso habitual y control de vacunas administradas. Luego, efectuar un examen físico completo, fondo de ojo, análisis de sangre en ayunas (hemograma, plaquetas, coagulograma, eritrosedimentación, glucemia, Hb1AC, urea, creatinina, ionograma, hepatograma, CPK, LDL, HDL, TG, ácido úrico, TSH, PSA (en mayores de 50 años), serologías virales (VDRL, HIV, Hepatitis A, B y C), y orina (físico y químico), radiografía de tórax (frente y perfil), electrocardiograma de 12 derivaciones, ecocardiograma Doppler y ecografía abdominal. La sociedad americana de cáncer recomienda que el screnning de cáncer de próstata se efectúe con dosaje de PSA (estudio de sangre) en mayores de 50 años y el de cáncer de colon desde los 45 años. Si bien para este último existen diferentes métodos, el más recomendable es la videocolonoscopía. El rastreo de aneurisma de aorta tiene una indicación formal en mayores de 65 años mediante ultrasonografía[17], pero dado que el examen físico es insensible para la detección de patologías retroperitoneales y pélvicas considero adecuada incluir la evaluación del resto del abdomen en el estudio[18][19]. Otras evaluaciones clínicas sugeridas y que deberían ser realizadas por especialistas son: examen oftalmológico y dermatológico.

Luego de la evaluación inicial es necesario establecer un perfil de riesgo de eventos cardiovasculares y de acuerdo a ello decidir la necesidad de implementación de alguna conducta farmacológica. Considero que la valoración de la presencia de ateroesclerosis subclínica con eco Doppler carotídeo debe incluirse dentro de la lista de los exámenes de rutina ya que puede otorgarnos una perspectiva directa del estado del endotelio y recalibrar el cálculo de riesgo realizado. Un estudio de ejercicio también es relevante para evaluar la capacidad funcional y reserva coronaria ya que otorga mucha información sobre la respuesta cardiovascular al estrés fisiológico que puede evocarse en alguna situación no deseada de la agitada vida de los mandatarios. En el contexto del chequeo completo, recomiendo por su practicidad, inocuidad (no invasivo y no emite radiación) y calidad diagnóstica (altamente específico), un ecocardiograma estrés en presencia de adecuada ventana acústica (condición técnica necesaria). No es un estudio rutinario en ausencia dolor de precordial (pecho) o baja probabilidad de enfermedad coronaria, aunque se encuentra más que justificado en el caso de un mandatario.

El refuerzo de las medidas relativas al estilo de vida es fundamental, ya que el desgaste psicológico y fisiológico producido por el enorme estrés de la función obligan a tomar medidas estrictas para contrabalancearlo. La mente de un dignatario debe estar siempre lo más clara posible y los conflictos del día a día no deben nublar su capacidad de toma de decisión. La preparación y el entrenamiento es necesario para no sufrir la presión del rol, así como estar enfocado en las medidas prioritarias de la función y comprender la superestructura que ahora se mueve a su alrededor para ayudarlo, protegerlo y maximizar su productividad. Las clásicas recomendaciones continúan siendo muy importantes: el control del peso, dieta saludable, baja ingesta de sodio y aumento del potasio, consumo de alcohol en bajas cantidades y ejercicio rutinario (preferentemente aeróbico todos los días). Para ello se debe elaborar una guía de recomendaciones para su plan nutricional y de actividad física, el cual debe ser consensuado y adaptado a las preferencias personales y exigencias del rol. También es relevante tomar medidas activas y planificadas para el cuidado del sueño[20], ejercitar en forma rutinaria el control del estrés y la relajación mediante ejercicios de meditación[21] o yoga[22]. Es bien conocido que los efectos del estrés gatillan síndromes coronarios agudos[23] y el mismo en su forma crónica predice la incidencia prematura de enfermedad coronaria en hombres[24].

Luego de la evaluación inicial los controles deben ser al menos anuales, aunque el seguimiento próximo de la UPD genera en la práctica real una observación muy frecuente. Cualquier situación menor que requiera una evaluación médica, como un estado gripal o un dolor lumbar, son oportunidades para controlar síntomas y signos indicativos de otras dolencias más significativas.

En resumen, la medicina moderna nos da muchas herramientas para prevenir y tratar todo tipo de enfermedades. Lo sustancial es poder actuar con rapidez y con el máximo profesionalismo ante cualquier evento previsible, aunque sea poco probable. En medicina algunas patologías se presentan en forma insidiosa, lenta y progresivamente, este tipo de historia natural permite detectarlas y cambiar su evolución, algunas otras no y esas constituyen el mayor desafío. Todo dependerá de la agudeza en la evaluación y la preparación de la unidad de protección de dignatarios (UPD). Es inaceptable lo ocurrido con el expresidente Menem en el año 1993. El riojano comenzó con síntomas compatibles con un evento vascular cerebral una tarde de octubre. Alarmados por la situación fue hospitalizado rápidamente en una clínica privada de Buenos Aires y luego de la evaluación inicial se determinó la necesidad de realizar una endarterectomía carotídea que resultó exitosa. La misma consistió, básicamente, en la extracción quirúrgica de una placa de colesterol que se formó durante años y años, llegando a producir una obstrucción por lo general superior al 90 %.

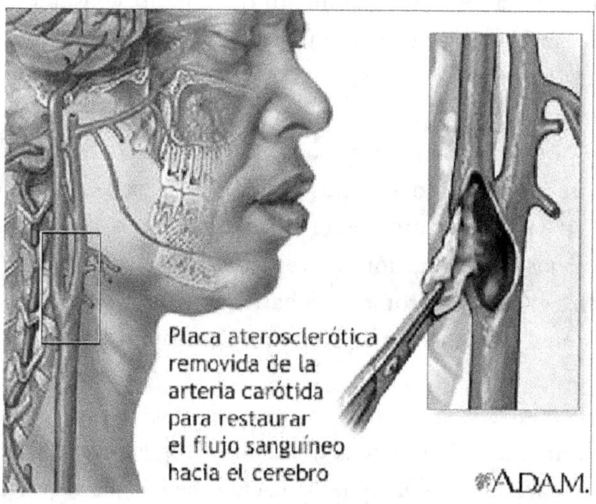

Estas placas, en sus diferentes estadios evolutivos, son fácilmente detectables mediante un eco Doppler. Su prevención requiere tratamiento farmacológico intensivo o intervención en caso de severidad y signos imagenológicos que indiquen riesgo de accidentes cerebrovascular. La intervención luego de un evento agudo como el comentado, última instancia del tratamiento, indica la falla en la prevención y predice eventuales secuelas graves. Las preguntas que surgen al igual que en la anécdota del principio son: ¿Cómo pudo pasar? ¿Por qué no fue evaluado previamente?, ¿Por qué no contaba con un estudio preventivo para advertir la obstrucción en progreso? No tengo respuestas para estos interrogantes.

Matchpoint una tarde de febrero

Tal vez recuerden la película de **Woody Allen**, *Matchpoint*, metáfora alegórica sobre un acontecimiento que puede cambiar el destino fortuito de las cosas.

Una tarde de finales de febrero finalmente recibo el llamado. Estaba acompañando a mi suegro a una consulta médica. Atiendo con mucha expectativa, confirmaban la nueva "Unidad Médica Presidencial" y yo formaría parte de ella. ¿Podés viajar el próximo miércoles?, me consultó inmediatamente el flamante subdirector. Un camino lleno de nuevas oportunidades se abría por delante. Luego me enteré que la decisión era muy reciente, habían contactado al nuevo director, el Dr. **Salzberg**, el 19 de febrero para una reunión inminente en Casa de Gobierno (CG)[25].

Al igual que la nueva gestión comencé mi actividad en la UMPA en marzo de 2016. Como siempre sucede, a fin de cuentas, terminaría enterándome que el destino también jugó su parte en todo esto. Si usted es rápido con los números y conoce el calendario electoral argentino habrá notado que nuestra gestión comenzó más de dos meses después de la asunción presidencial del 10 de diciembre de 2015. Siempre fue un hecho que me llamó particularmente la atención y debió ser desde el principio una señal de alerta. Conociendo la filosofía del régimen saliente y sus opiniones sobre el nuevo gobierno me preguntaba: "¿Cómo sería posible que el presidente mantuviera las mismas autoridades médicas, teniendo en cuenta el carácter decisivo de la confianza en este vínculo?" Asumí en ese momento que no era una prioridad, sin duda toda nueva gestión conlleva un enorme trabajo de reorganización. No existió una transición ordenada o civilizada, los diarios argentinos dieron noticia permanente de ello[26]. Para aquel que no esté al tanto, la presidente saliente ni siquiera entregó los atributos de poder al presidente entrante (bastón y banda presidencial), todo un símbolo de nuestra democracia inmadura y políticos que no están a la altura de las circunstancias[27].

El 20 de diciembre de 2015 durante un partido de paddle en la quinta *Los Abrojos*, un amigo del presidente sufrió una muerte súbita. El hombre tenía 64 años, y aparentemente sin previo aviso presentó un evento cardiovascular que lo condujo a la muerte. Fue reanimado en el lugar y trasladado al Hospital de Malvinas Argentinas. El presidente habría presenciado la reanimación, estaba ahí con él y como alguien me comentó en algún momento: "Algo en el proceder médico evidentemente no fue de su agrado". Ese instante fue el punto de inflexión que impulsó el cambio[28]. Así fue como en marzo asumió el nuevo equipo médico.

En lo que a mi concierne, me estaban convocando al puesto de médico asistente. Estaría a cargo, al menos, 36 hs a la semana de la salud del presidente y su familia.

Si bien la cúpula debía cambiar, también hubo una renovación del plantel de médicos asistentes y enfermeros. Muchos dejaron sus puestos en forma voluntaria. La gestión anterior estaba compuesta de una mayoría de cirujanos de los cuales quedaron siete formando parte del nuevo equipo, y fue así que logramos integrarnos y trabajar en conjunto. Tengo la certeza de que varios de aquellos colegas tenían una identificación muy fuerte con el gobierno de la Sra. **Fernández** (2011-2015) y en el cargo de la UMPA como en cualquier otro de protección, es importante tener algún grado de identificación con el protegido para poder estar más a gusto, más cómodo con el rol. A pesar de que seguramente no les habrá resultado sencillo, pudimos avanzar. Sin duda algo que tengo que rescatar, prevaleció el profesionalismo, el aspecto técnico y la camaradería médica sobre otros intereses. A veces hay guiños de esperanza.

Cambiando de paradigma. Centro core

Las UPD cuentan, en general, con lo que se denomina "centro médico de excelencia" (CME). Una institución central designada para efectuar los controles preventivos y la asistencia ante cualquier tipo de evento médico (emergencia, urgencia o consulta ambulatoria). Con frecuencia consiste en un único hospital de grandes dimensiones, ordenado, en excelentes condiciones de infraestructura, aunque no necesariamente moderno. Está equipado con tecnología de avanzada y los mejores profesionales, además de poseer helipuerto y accesos seguros para un mandatario. Los CME suelen ser hospitales militares tal es el caso del Centro Médico Militar Nacional **Walter Reed**, ubicado en Bethesda, Maryland. Es una institución perteneciente a la Armada de los Estados Unidos, con una brillante reputación profesional y se encuentra designado para la asistencia médica del presidente y su familia. Es un modelo que se repite alrededor del mundo, tanto en occidente como en oriente. Por ejemplo, en Yakarta (Indonesia) el Hospital de la Armada "Gatot Soebroto" es el centro de excelencia designado para la atención presidencial y de dignatarios en visitas oficiales o de estado. Es un hospital terciario de grandes dimensiones, ubicado a menos de cinco minutos del Palacio Presidencial de Merdeka, residencia oficial del presidente de Indonesia. He tenido la oportunidad de visitar este magnífico lugar, el Dr. **Terawan Agus Putranto** (director médico) y su equipo me han recibido muy amablemente. He quedado gratamente sorprendido por el orden, tecnología y desarrollo de las áreas de cuidados críticos. Sin ir más lejos, en nuestro país hermano Chile, ocurre exactamente lo mismo, se encuentra designado el Hospital Clínico de la Fuerza Aérea General Dr. **Raúl Yazigi J.**, también conocido como Hospital de la FACh.

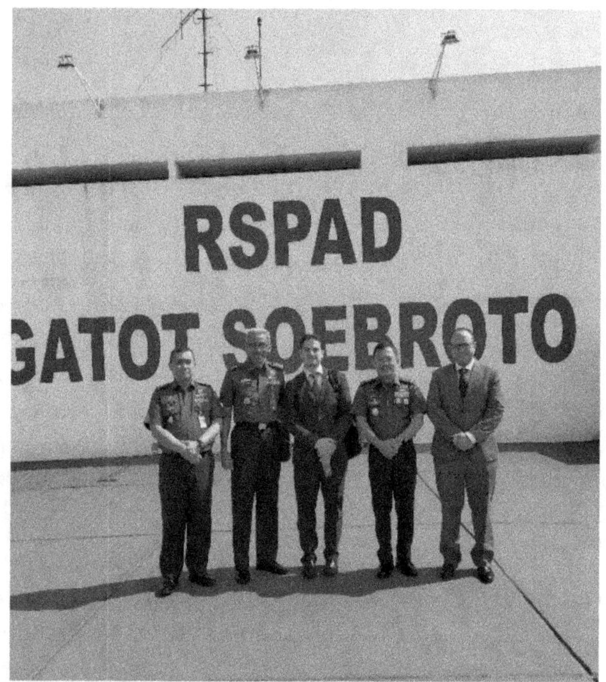

**Fotografía en el helipuerto del Hospital Gatot Soebroto
junto a las autoridades. Yakarta, Indonesia.**

En Argentina, entre el 2003 y 2016 el CME para la UMPA era el Hospital Dr. **Cosme Argerich**, centro terciario ubicado en la zona sur de la ciudad de Buenos Aires. Durante la presidencia de **Néstor Kirchner** el gobierno remodeló el área de cuidados intermedios en el segundo piso del hospital y se efectuó la comunicación oficial: el presidente utilizaría el sistema público para su atención. Sin duda una decisión políticamente correcta, aunque técnicamente o mejor dicho desde el punto de vista de la "medicina de un dignatario", cuestionable[29]. Finalmente, nunca se utilizó. Cuando surgieron eventos clínicos significativos se optó por centros del sector privado por recomendación de sus médicos[30]. El domingo 7 de febrero de 2010 bajo la presidencia de **Cristina Fernández**, su marido el expresidente **Néstor Kirchner** sufre un evento clínico causado por la lesión de una placa ateroesclerótica en la carótida derecha. Aparentemente un accidente isquémico transitorio expresándose por debilidad en el brazo derecho. En ese momento las autoridades de la UMPA decidieron realizar la hospitalización y el procedimiento para la resolución del evento vascular en una institución del sistema privado, el Sanatorio de Los Arcos [31, 32]. Por supuesto, surgieron controversias que mezclaron opiniones técnicas y no técnicas acerca de la elección de dicho lugar. Los centros asignados a dignatarios deben cumplir una serie de estrictos requisitos y para ello deben estar preparados. Las organizaciones hospitalarias no se constituyen únicamente con buenos médicos, eso es solo una parte y no es suficiente. Más allá de una estructura edilicia adecuada y funcional, requieren la máxima calidad y certificación médica y paramédica, la última tecnología en imágenes, control de accesos, seguridad interna y externa, confidencialidad, digitalización y encriptación absoluta de la información. Por otro lado, las construcciones lindantes deberían conservar una mínima distancia de seguridad. En áreas céntricas de ciudades como Buenos Aires, los primeros pisos de los hospitales se encuentran frecuentemente a escasos metros de las ventanas de los inmuebles aledaños. Recuerdo la pregunta de un agente del Servicio Secreto de los EEUU en la previa a la visita del presidente Trump para el G20 2018: ¿A cuántos metros se encuentran aquellos edificios? Se refería a las construcciones de Puerto Madero que se observan desde la explanada de Casa Rosada. Un integrante de La Casa Militar quien dirigía la recorrida lo observó extrañado: ¡Son más de 600 metros en línea recta!

Durante la gestión que comenzó en 2016, cambiamos el enfoque: ya no tendríamos un CME, optaríamos por múltiples centros que denominamos **"core"**. El objetivo era reunir tres conceptos mínimos: *calidad de atención médica, infraestructura adecuada y proximidad geográfica al epicentro de la actividad.*

El concepto de calidad es amplio. Avedis Donabedian es considerado el padre de la calidad de la atención en salud y la define de la siguiente manera: "El tipo de atención que se espera maximizará el bienestar del paciente, una vez tenido en cuenta el balance de ganancias y pérdidas que se relacionan con todas las partes del proceso de atención". Existen diferentes definiciones para describir la calidad de los servicios de salud. Desde el **punto de vista del paciente** podríamos destacar: la cálida y pronta atención, las instalaciones, la reputación de los médicos, la imagen de la institución, las certificaciones obtenidas y la ubicación de la institución en los rankings nacionales e internacionales, entre otros.

La infraestructura, ítem que se encuentra íntimamente asociado a la calidad médica, debe reunir varios aspectos: una combinación de una estructura con estándares de seguridad y privacidad acordes a un dignatario. Entre ellos podemos destacar: accesos ágiles a emergencias con comunicación directa con el área de shock, accesos privados, doble circulación en las áreas de internación, habitaciones designadas lejos de edificios próximos y con la mayor privacidad posible. Desde el punto de vista médico las áreas tanto de cuidados críticos, quirófanos, como de hospitalización general deben contar con equipamiento adecuado y moderno.

Finalmente, **la proximidad geográfica**, él último punto de esta tríada. El tiempo es miocardio, el tiempo es cerebro, en síntesis, el tiempo es vida. Las emergencias son tiempo-dependiente y estar cerca de un centro que pueda resolver las situaciones más graves, sin lugar a duda, hace la diferencia. Incluso contando con los medios de trasporte de la presidencia, las distancias y el clima son siempre un obstáculo potencialmente significativo para la pronta atención.

En la UMPA se tomó la decisión de no utilizar un único centro de excelencia, combinaríamos las fortalezas de los diferentes subsistemas de atención: público, privado, sindical, militar y policial. No consideramos poner en el centro de la discusión y decisión la dicotomía público o privado, ya que el objetivo era tener la mejor atención posible y en el medio argentino solo se logra con la complementariedad de los mismos. La ciudad de Buenos Aires, donde se encuentra la Casa de Gobierno, cuenta con 32 hospitales públicos y 13 de ellos son generales de agudos: Dr. Teodoro Álvarez, Dr. Cosme Argerich, Dr. Carlos Durand, Dr. Juan A. Fernández, Dr. José Penna, Dr. Parmenio Piñero, Dr. Ignacio Pirovano, Dr. José María Ramos Mejía, Dr. Bernardino Rivadavia, Dr. Francisco Santojanni, Dr. Enrique Tornú, Dr. Dalmacio Vélez Sarsfield y Dr. Abel

Zubizarreta. El resto de los nosocomios públicos están especializados en: pediatría, oftalmología, salud mental, rehabilitación psicofísica, odontología, enfermedades infecciosas, oncología, quemaduras, gastroenterología y maternidad[33]. Muchos de estos poseen servicios integrados por médicos altamente calificados que han trabajado y trabajan para hacer evolucionar su especialidad. Lamentablemente la organización, gestión y estructura hospitalaria no cumple los requisitos para la atención de un dignatario (ver imagen). Esto no solo fue observado por nuestro equipo, lo hemos discutido con unidades extranjeras que han visitado nuestro país y es muy interesante encontrar una perspectiva similar. Situación que se repite a la inversa en los viajes oficiales o de estado a países con estructuras sanitarias estatales en condiciones no óptimas. Por otro lado, hospitales como el Fernández cuentan con gran experiencia en el manejo inicial del trauma que la mayoría de los centros privados no poseen ya que los sistemas prehospitalarios de emergencias más relevantes pertenecen a la red pública y derivan en primera instancia a ella.

Con el correr de los primeros dos años fuimos incorporando centros core en cada una de las provincias argentinas (ver capítulo Formando la Red Nacional en Argentina). El presidente Macri recorrió más de 350 mil kilómetros durante su gestión, en los cuales tuvimos la oportunidad de visitar en reiteradas ocasiones las mismas ciudades, provincias y alrededores. Con frecuencia pequeños pueblos alejados de la capital compartían el mismo centro de derivación por complejidad, permitiéndonos llevar a cabo un trabajo en equipo cada vez más sincronizado con nuestros colegas de todo el país.

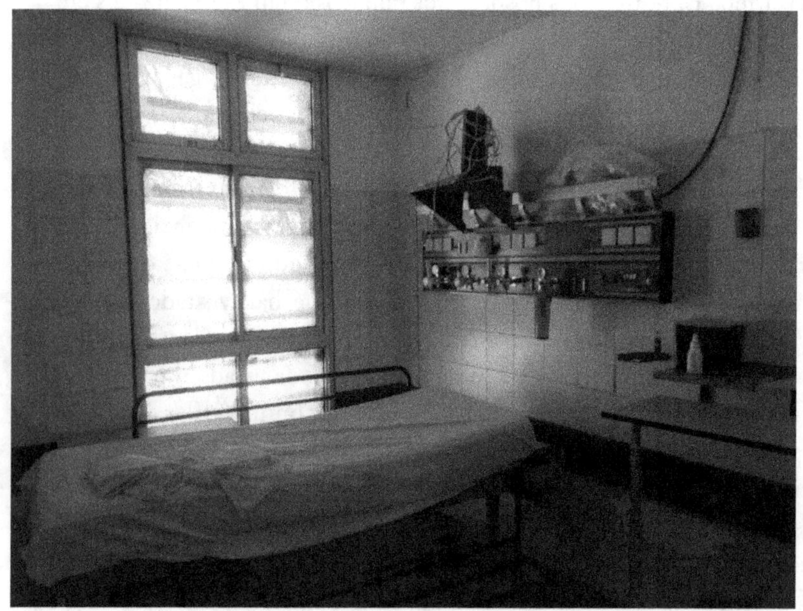

Cama de cuidados intensivos designada para el Presidente de La Nación por el Hospital local visitado.

En mayo de 2017 realizamos un acuerdo con uno de los centros de diagnóstico por imágenes más prestigiosos de la Argentina, Diagnóstico Maipú (DM). Desarrollamos una alianza diseñada para que nos provean de soporte en la evaluación de imágenes médicas, especialmente para los operativos en el interior del país donde los especialistas escasean. Podríamos realizar la exportación de imágenes en alta calidad directamente al sistema de resguardo de estudios de DM con la finalidad de efectuar una **interconsulta** mediante una **videoconsulta** de urgencia con sus especialistas. Se designó al profesional con mayor experiencia en cada una de las áreas para que eventualmente pudiera contactarse con nuestro equipo. Gracias al apoyo y compromiso con la UMPA del Dr. **Jorge Carrascosa** (Director), el Dr. **Raúl Pissinis** (Director) y el Dr. **Alejandro Deviggiano** (Jefe de los Servicios de Cardiología y Chequeo Médico Integral) logramos llevar adelante este innovador proyecto realizado íntegramente ad honorem.

El Desarrollo de la Identidad

El ingreso de nuestro equipo a Gobierno no fue sencillo, no proveníamos del ámbito de la política, por el contrario, nos unía un origen académico. El lugar de la UMPA, al igual que el de la custodia, es junto al primer mandatario tanto en actividades públicas como privadas. Es un sitio codiciado y celado por muchos, pero es el lugar que le toca al médico presidencial. Parte del entorno chico de trabajo presidencial provenía de la gestión del gobierno de la ciudad de Buenos Aires y tuvo algunas dificultades para aceptar nuestro ingreso, aun hasta último momento. Recuerdo estar hablando una tarde con un Capitán de Fragata, miembro de La Casa Militar, dentro de la CG. Conversábamos sobre los próximos operativos y sobre cómo habían transcurrido las actividades durante los días previos. Ambos vestíamos traje y en un momento me comenta: "Cómo me gustaría trabajar nuevamente con mi uniforme". Lo entendí, a nosotros nos pasaba lo mismo. Los médicos somos reconocidos inmediatamente por el guardapolvo blanco y nuestro estetoscopio colgado, eso nos da un aura, una identificación, indica quiénes somos. No es algo menor, es la identidad profesional. La interacción es completamente diferente, lo he visto y vivido. Percibo que en el caso de los militares es aún más intenso. La falta de nuestros uniformes nos dejó de alguna forma desnudos. En lo personal, aunque comprendía, no me sentí cómodo durante un largo tiempo. No sería razonable esperar que el médico que acompaña a un dignatario vista un guardapolvo y estetoscopio colgando. Sucede lo mismo con la custodia, el famoso Servicio Secreto (custodia del presidente norteamericano) viste de traje para mimetizarse con el ambiente, aunque no siempre logre. Por otro lado, crear la mística de una organización, desarrollar el sentido de pertenencia, orgullo por el trabajo en equipo y deber, no es una tarea sencilla. La identificación profesional y personal con una misma causa y una misma visión. Todo líder desea lograr que su equipo tenga "la camiseta puesta" y cada uno de sus integrantes sea un componente incondicional del funcionamiento de la compleja estructura que conforma. Había que crear un símbolo que nos identifique, que nos una, un símbolo detrás del que pudiéramos contar nuestra historia y ser reconocidos.

¿Cómo se distinguen rápidamente entre sí los miembros de una organización en medio de una multitud? Desde la antigüedad la identificación de las facciones se realiza mediante el uso de escudos o escarapelas. Estas últimas eran divisas compuestas de cintas de uno o más colores hechas en forma de rosa o lazo. Se colocaban en el sombrero y servían, entre otras cosas, para distinguir entre los diferentes ejércitos y naciones. Actualmente a nivel mundial se utilizan pines de metal en la solapa del saco. Todas las organizaciones de seguridad poseen una identificación de este tipo, tal es el caso de la característica estrella que porta el Servicio Secreto.

Había llegado el momento de diseñar un símbolo que identificara a la unidad médica. El escudo fue creado en 2016 y está formado por el ícono universal de la medicina en el centro, la vara de esculapio, con la bandera argentina de fondo. El bastón con una serpiente enrollada representando al dios griego Asclepio o Esculapio para los romanos está asociado a la curación de enfermos mediante la medicina. Diseñamos tres isologos: el de color gris que utilizamos en los documentos oficiales (imagen de la izquierda), el azul para la identificación del equipo médico (imagen del centro) y el rojo para todo el personal paramédico (imagen de la derecha).

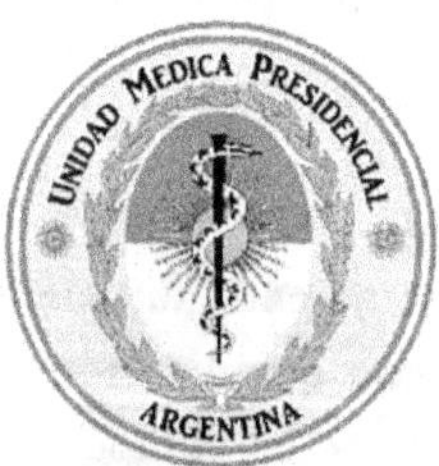

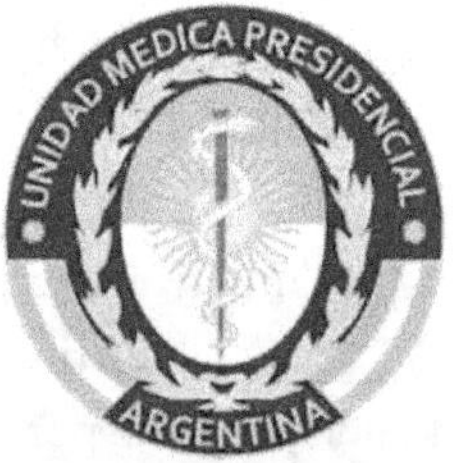

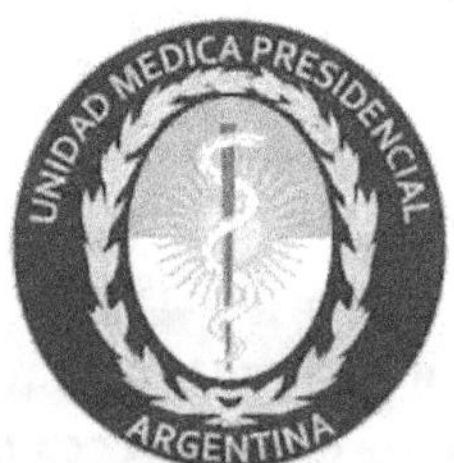

Desde ese momento en adelante, todos lo vestiríamos con orgullo de manera permanente. Muestra de ello fue lo que sucedió momentos antes de la llegada del nuevo gobierno. "*Los días previos se vivía un clima de hostilidad por el cambio de signo político. El 9 de diciembre de 2019 la Plaza de*

Mayo estaba llena de banderas y se estaban armando los escenarios para que los grupos musicales contratados animaran la tarde. El día de la asunción nuestro equipo debería estar como siempre en la Casa Rosada a las 7.00 hs. Los insultos y brabuconadas no tardaron en llegar al ver al personal de gobierno, incluidos nuestros médicos y enfermeras, ingresar por puerta principal. Por motivos de segurdiad les sugerimos que se retiren las insignias y los sacos, debíamos priorizar la seguridad. Todos sentimos un enorme dolor al hacerlo, era el cierre de un ciclo".

CHRISTIAN ADRIÁN CAROLI

La importancia de la institucionalidad

No dudo que las personas son el alma de las instituciones. En organizaciones con alto recambio de directivos y autoridades como empresas o gobiernos, la presencia de procesos, procedimientos y normas escritas permite que, con independencia de los nombres propios, se prosiga el ciclo de mejora continua. Desde 2016 trabajamos fuertemente tras ese objetivo, acompañados por nuestras autoridades inmediatas en la Secretaría General de la Nación (SGN).

A diferencia de otras unidades presidenciales o reales, la UMPA tiene un breve recorrido histórico. Unidades extranjeras con las cuales hemos trabajado nos han relatado la estabilidad de la organización a lo largo del tiempo, es el caso de la UMP española que cuenta con el destacado liderazgo del Dr. **Gregorio Gil López** hace más de 10 años. La continuidad les ha permitido el desarrollo de proyectos a largo plazo, con independencia de los cambios de administración. Por supuesto, considero que el recambio y la renovación son necesarios, pero deben efectuarse sobre la construcción de un camino en común alineado con la misión y visión de la institución.

A nuestro arribo la carencia de protocolos escritos dificultó y ralentizó el proceso de organización. En el contexto del recambio de todas las áreas de gobierno, aún en aquellas que contaban con normas de trabajo establecidas, lograr una dinámica con los demás equipos nos resultó complejo. Adicionalmente debíamos ensamblarnos a las operaciones de la Custodia y La Casa Militar, quienes ya contaban con procesos estructurados. Incorporamos su jerga y rutina de trabajo. El funcionamiento en sincronía de una UPD con las áreas de seguridad es determinante para garantizar el éxito ante una contingencia médica.

Comenzamos a redactar todos los protocolos de funcionamiento de la organización y en poco tiempo tuvimos la piedra fundamental, el punto de partida de la documentación médica necesaria. Desarrollamos escritos sobre las principales patologías que consideramos centrales para nuestra función y procedimientos operativos para definir los movimientos del equipo durante las actividades oficiales y privadas junto al primer mandatario. Toda esta información fue compartida online en forma confidencial a los miembros de la UMPA. Al mismo tiempo, continuamos trabajando y publicando internamente nuevos protocolos para el equipo. Un ejemplo curioso fue el "Manual guía de prevención, diagnóstico, tratamiento y vigilancia epidemiológica del envenenamiento por escorpiones". Durante 2018 luego del inicio de las obras de remodelación en CG comenzaron a visualizarse esporádicamente algunos alacranes en los patios. La picadura de estos artrópodos puede ser muy grave y debíamos estar preparados, en muchas oportunidades funcionábamos como los primeros respondedores para los empleados de la Casa. Ese mismo año, la Secretaría General comenzó un proyecto trascendente: la elaboración de los protocolos de procedimientos de cada una de las áreas de Presidencia. Hacia 2019 aceleramos el desarrollo de los mismos, trabajamos codo a codo con los ámbitos técnicos a cargo para adaptarlos a los estándares requeridos. Finalmente se publicaron hacia el mes de diciembre, poco antes del recambio de autoridades. Lo que puede ser visto como un mero acto administrativo, constituyó un hito gubernamental para garantizar la continuidad del trabajo realizado. Estaban sentadas las bases del funcionamiento de cada una de las áreas.

Protocolo básico de operativo médico

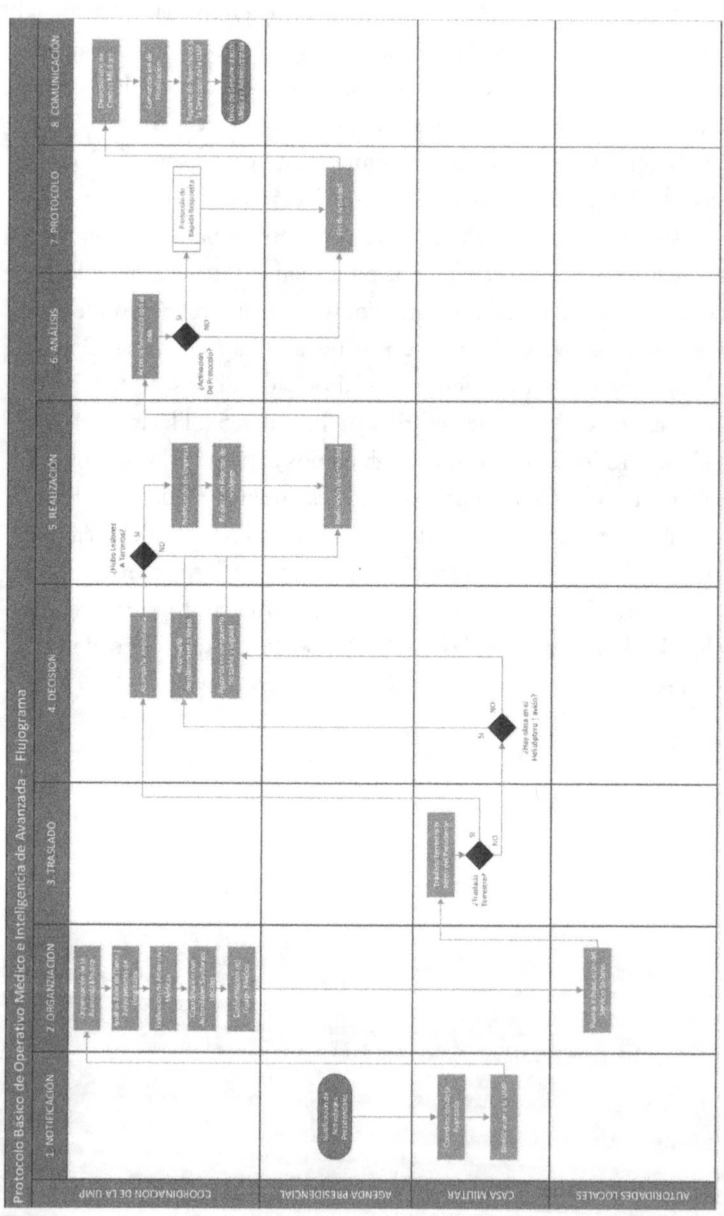

Organización General de La Unidad Médica Presidencial Argentina.
Bases de Operaciones

Desde el año 2008, la organización de la UMPA se encuentra conformada por una cúpula jerárquica de cuatro puestos con función ejecutiva: director, subdirector, coordinador y asesor, más un equipo de 17 médicos asistentes, 11 enfermeros y 14 choferes que son quienes cubren guardias presenciales los 365 días del año. En el caso del Presidente Macri se realizaba la cobertura de la Casa de Gobierno, la residencia Presidencial de Olivos y la quinta familiar Los Abrojos, por lo que en total se conformaron tres bases médicas operativas permanentes. Por lo general hay dos modelos que se repiten a nivel mundial, los presidentes trabajan y duermen en el mismo lugar, o se retiran de la sede gubernamental para descansar en otra residencia. En los Estados Unidos de Norteamérica la Casa Blanca funciona como sede del ejecutivo y a la vez residencia de la familia presidencial. En cambio, en Brasil, Uruguay y México, entre otros, el presidente trabaja en la sede gubernamental, pero reside fuera de ella. En nuestro caso, la Casa Rosada constituye la sede del Gobierno y el presidente y su familia descansan en la Quinta de Olivos. De todas formas, a pesar de constituir la vivienda familiar también es una sede alternativa del ejecutivo donde se realizan reuniones de trabajo y recepciones extranjeras.

La Casa Rosada está ubicada en Balcarce 50, Ciudad Autónoma de Buenos Aires. Es un hermoso edificio histórico de color rosado ubicado frente a la Plaza de Mayo. Cuenta con patios simétricos rectangulares, nueve distinguidos salones y numerosas oficinas, donde no solo trabaja el presidente, sino también funcionan áreas administrativas, de coordinación, discurso, comunicación, La Casa Militar, Custodia Presidencial, ceremonial, prensa, audiovisuales, entre otras. Durante los primeros meses solía perderme con frecuencia debido a la disposición geométrica de sus patios y pasillos. También cuenta con helipuertos propios, que desde

2018 dejaron de estar fuera de la Casa, en el lugar conocido como playa 15 (ubicada entre Av La Rábida- Pres. Tte. Gral. Juan Domingo Perón y Av. Eduardo Madero), para reubicarse dentro del predio de la sede del Ejecutivo. Un cambio sustancial para la seguridad y agilidad en los movimientos de las autoridades. La UMPA tiene su oficina dentro de Casa de Gobierno (CG) donde trabaja el personal administrativo y se encuentra la farmacia, equipos y bolsos médicos. La CG ingresó en 2016 en un ambicioso plan de reformas necesarias que luego de cuatro años aún continúan con avances y cambios realmente notables y positivos. Para el año 2020 muchas áreas han quedado en óptimas condiciones, modernas y luminosas. Nuestra oficina, ubicada en el tercer piso, es la base de operaciones ejecutiva, administrativa y médica de la UMPA. Alrededor de siete empleados son responsables de gestionar los documentos que respaldan administrativamente cada una de las actividades, viajes, etcétera. Cada vez que explico cómo funciona la unidad médica comento que se parece al servicio médico de un hospital: cuenta tanto con un área médica como administrativa, sumado a la complejidad del manejo prehospitalario, con una flota de móviles propia.

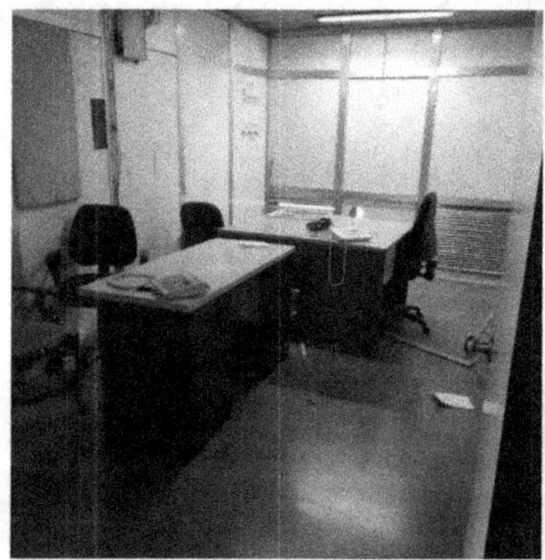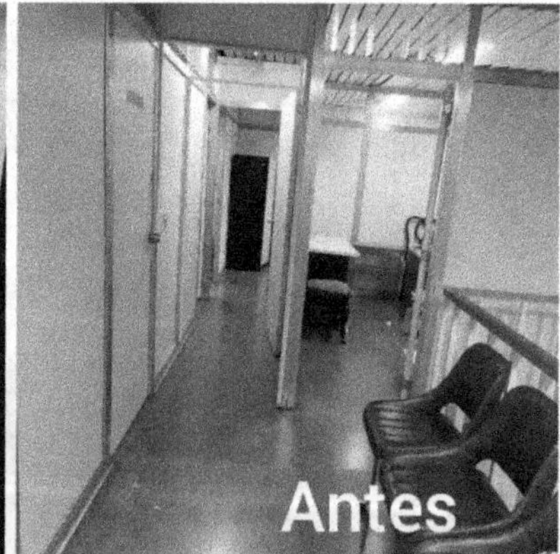

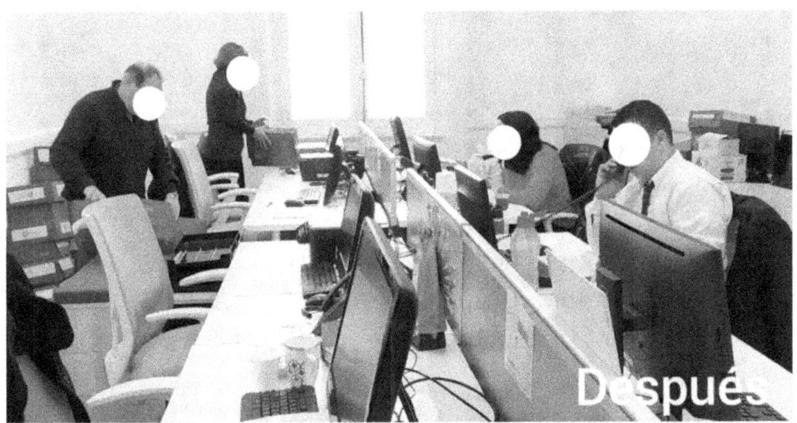

La pregunta ineludible es: ¿Cuál es el lugar de la CG destinado a la atención del dignatario? La Casa cuenta con un área de sanidad destinada a la atención de los empleados y posee un pequeño consultorio en la planta baja. Pero no es allí donde está planeada la primera atención. Hemos dispuesto de un área cercana a su oficina, espaciosa y segura que permite montar un verdadero shockroom en cuestión de minutos. De esta manera, se puede garantizar una rápida atención considerando siempre una eventual reanimación cardiovascular o atención de un trauma. También detrás de la CG se encuentran las nuevas cocheras de Secretaría General donde ubicamos los móviles. La ambulancia que asiste a un presidente no solo debe contar tecnología actualizada y un carrozado cómodo para guardar los instrumentos, bolsos y medicaciones, sino también con una estructura fuerte y resistente, un motor potente y frenos adecuados para poder sumarse a las caravanas o cápsula presidencial. Lamentablemente la flota heredada no fue la óptima para un dignatario, eran unidades de traslado carecientes de equipamiento, mal mantenidas y sin los muebles completos. Durante nuestra gestión las transformamos en verdades unidades de terapia intensiva móviles, es decir equipadas con: monitor-desfibrilador, respirador, caja de medicación, bolsos para la asistencia de la vía aérea y el trauma, etcétera. Siempre hay una unidad destinada a la actividad del día. En general se prioriza la que se encuentra en mejores condiciones ya que los eventos de Gobierno son los más exigentes. Puedo decir que, aunque no contábamos con los mejores móviles, cumplían con su función.

Un prestigioso colega nos relató su impresión al ver el móvil que trasladaría al expresidente **Néstor Kirchner** al momento de sufrir el accidente isquémico transitorio en febrero del 2010. Tal fue la sorpresa, que ofreció equipamiento y el móvil de su empresa para el traslado al sanatorio privado donde finalmente se realizaría la intervención.

La Quinta Presidencial de Olivos está ubicada en avenida Maipú al 2100 en el partido de Vicente López, a 17 km de la Casa de Gobierno. Donada en 1918 por Carlos Villate Olaguer al Superior Gobierno de la Nación Argentina, la chacra fue cedida bajo la condición de transformarse en la residencia presidencial y no permanecer deshabitada por más de 30 días consecutivos. De imponentes 35 hectáreas, es una verdadera fortaleza custodiada por La Casa Militar y por el cuerpo de Custodia Presidencial. Cuenta con un chalet principal, salones para reuniones, varias oficinas, taller de reparación de vehículos, microcine, huerta, pileta, grandes espacios verdes con su propio lago, gimnasio, canchas de fútbol, paddle y tenis, entre otros. Por supuesto, posee un helipuerto principal próximo a la cancha de fútbol, lugar habitual para los "implantes" (denominamos implante a la ubicación del móvil en un lugar estratégico para una operación de salida en caravana o rescate) *Copie el siguiente link en su navegador y acompáñeme a ver el descenso del helicóptero presidencial más importante de la flota en la Quinta Presidencial de Olivos en el contexto de una actividad de simulación: https://youtu.be/Qd-5dcyKzi8*

La calle interna principal atraviesa la quinta desde el extremo Maipú hasta la altura del *chalet presidencial*. Se encuentra dividida en dos por la "Plaza de Las Armas", un área redonda circunscripta por hermosos y frondosos árboles. Hacia la Av. Maipú se ubican la cancha de fútbol y el helipuerto, y en dirección hacia la Av. Del Libertador encontraremos los edificios principales enmarcados por hermosas galerías de estilo colonial pintadas de blanco (ver imagen). Caminar por la quinta es realmente un placer. Luego de atravesar la férrea seguridad de La Casa Militar con sus armas largas, la sensación es la de trasportarse a otra dimensión. Salir de pronto del ruido de la gran ciudad para ingresar en un predio verde, prolijo y cuidado. La gente se mueve de un lado a otro en carritos de golf, y solo se escucha el sonido de los pájaros y algunas conversaciones alejadas de los empleados que transitan la quinta.

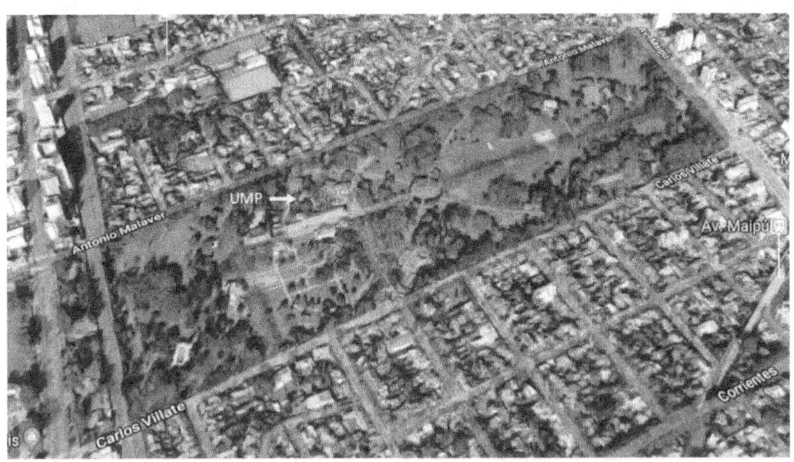

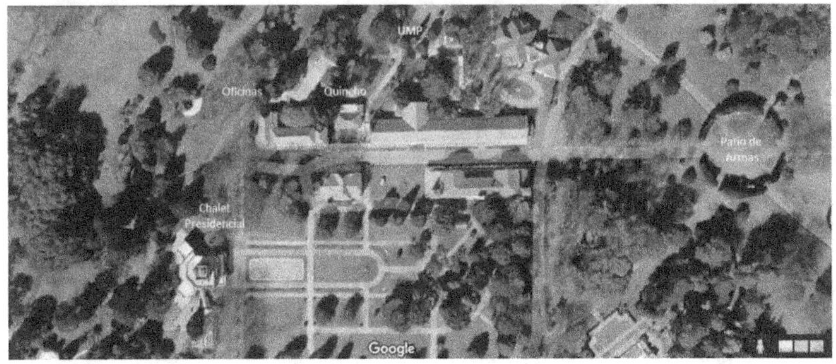

La fachada exterior de los salones y casas es homogénea: techos a dos aguas de tejas rojas, paredes blancas, espacios amplios y luminosos con grandes ventanales al exterior. La casa San Jorge es el lugar designado para la UMPA, nuestra segunda base operativa, similar a una verdadera área de emergencias hospitalaria. Se encuentra en medio de un gran espacio verde, detrás de la galería colonial, lavandería y parte de las oficinas de la administración. De un lado se observan las canchas de tenis y al otro las de paddle, lo cual resulta estratégico por las actividades deportivas que el presidente, familia o invitados allí realizan. Es una casa refaccionada que cuenta con: un consultorio, un shockroom, una oficina, dos habitaciones donde descansa el equipo y además una pequeña cocina. A nuestro ingreso encontramos que el equipamiento y las condiciones generales del lugar no eran las óptimas, por lo que trabajamos en un lento proceso de mejoras. La tecnología médica fue actualizada rápidamente y para el año 2019 contábamos con un shockroom equipado con una amplia camilla con lámparas led, monitor multiparamétrico, cardiodesfibrilador-monitor bifásico (con DEA y marcapasos), respirador microprocesado con panel táctil, un carro de paro y farmacia adecuada para resolver cualquier urgencia o emergencia. El consultorio también fue refaccionado, había muchos objetos dignos de museo y otros en importante estado de deterioro. Lo pintamos de un impecable blanco y amoblamos con un moderno escritorio con su computadora, impresora y teléfono. Reciclamos la camilla, la antigua balanza e incorporamos un nuevo carro para medicación y curaciones. Contábamos además con un lugar techado a un al lado de la casa para estacionar la ambulancia.

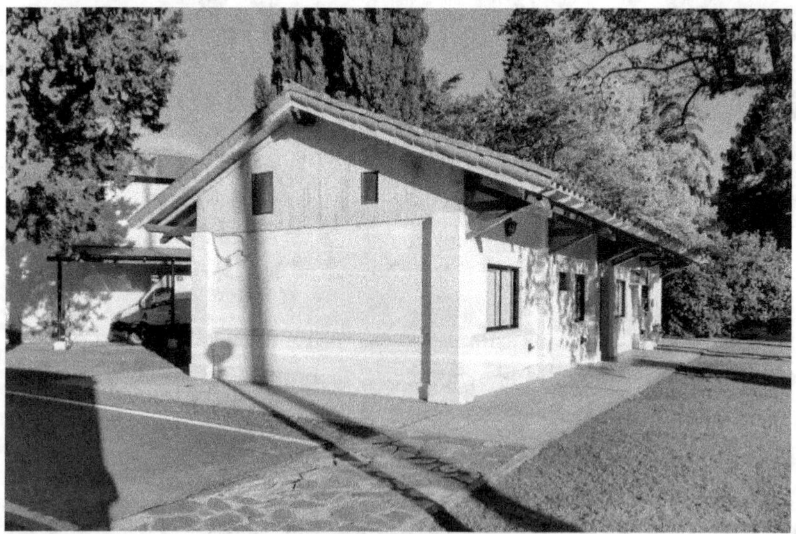

Casa San Jorge, sede de la UMPA en RPO.

Las actividades deportivas son frecuentes en RPO, razón por la cual decidimos asociarnos con expertos en esta rama de la medicina. El Dr. **Daniel Stumbo**, traumatólogo y expresidente de la Asociación Argentina del Deporte junto con su equipo, que incluía al reconocido exkinesiólogo de la AFA, **Jorge "Chino" Fernández**, nos brindaron un soporte especializado para las habituales lesiones durante los partidos de fútbol. Nuestra expertise era otra y tener especialistas en el tema ha resultado de gran valor para la organización. Cabe recalcar que, si bien trabajaron como uno más del equipo, sus participaciones en los clásicos partidos de los miércoles siempre fueron ad honorem. *Copie el siguiente link en su navegador y acompáñeme en un recorrido por la Quinta Presidencial de Olivos hasta el área médica: **https://youtu.be/BscYBq9vkUw***

Nuestra tercera base operativa fue la más atípica de todas, la quinta llamada "Los Abrojos" por la conocida planta herbácea (del género Tribulus) de forma redonda que pincha y se adhiere absolutamente a todo. La familia Macri posee ese predio en San Miguel hace décadas, al lado del club de Golf Los Cedros y a pocas cuadras de Campo de Mayo. Es un refugio de descanso familiar que fue utilizado durante su administración (2015-2019) para pasar cada uno de los fines de semana en Buenos Aires. Allí debimos configurar nuevamente una estructura asistencial, tarea que no nos resultó sencilla. De hecho, esta residencia cobró notoriedad un fin de semana de marzo de 2019 por la noticia del intento de intrusión de un auto cuyos ocupantes insultaron al Presidente[34]. Pasando el portón verde de acceso se encuentra una cancha de fútbol de dimensiones profesionales en donde históricamente el equipo amateur del primer mandatario disputa un campeonato entre amigos. Frente a uno de los arcos se ubicaban los vestuarios, llamativamente deteriorados. Para el momento que los conocimos, me atrevería a decir que estaban casi abandonados. Avanzando en el complejo por el camino de adoquines, al fondo se podían ver las casas de techos de tejas. Con ese panorama, en marzo de 2016 nos encontramos ante el desafío de armar con celeridad una base de operaciones médica adecuada para un dignatario en el espacio acotado que nos había sido asignado, entre la cancha de fútbol y los vestuarios. Fue una prueba de tolerancia para nuestro equipo. "Velcro", como lo denominaba la custodia, se transformó en un dolor de cabeza. Durante los primeros meses nuestros médicos, enfermeros y choferes durmieron en la ambulancia, a la intemperie. La noche que me tocó estar de guardia fue muy fría y no podía entender cómo siendo médico del equipo presidencial me encontraba durmiendo en una camioneta al lado de unas gradas de madera. Debo de decir que la custodia no corría mejor suerte. Algunos miembros de nuestro staff renunciaron ante esta situación y por supuesto, la indignación del grupo no se hizo esperar. Las reformas fueron lentas. Finalmente, luego de varios meses, se montaron dos contenedores. En el primero se ubicaron los baños y el otro se configuró como un área de descanso con las camas cucheta, una mesa, una pequeña heladera y un horno a microondas. Ambos se encontraban emplazados del lado del golf, junto al paredón que separaba ambas propiedades. El mismo se había extendido y reforzado para brindar mayor seguridad. Lamentablemente el pasto siempre estaba descuidado y había basura alrededor que los perros arrastraban desde los tachos cercanos. Llevó tiempo y numerosas reuniones hasta que pudimos reformar parte del antiguo vestuario y construir allí un área médica adecuada de primera atención. El equipamiento que instalamos sumado a la ambulancia apostada a tan solo unos metros, permitía transformarlo en minutos en un sector de cuidados críticos. El Sr. **Gustavo Bestani**, autoridad del golf club, nos ayudó amablemente con el cuidado del parquizado y la iluminación en los alrededores del lugar. Luego de dos años de gestión solucionamos los problemas estructurales y se convirtió en un lugar adecuado para la UMPA.

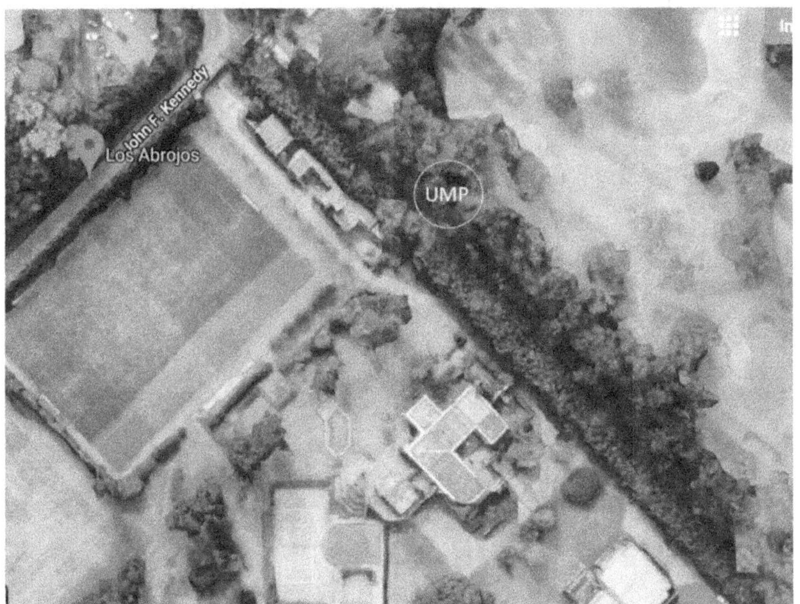

Vista desde Google maps.

Hacia el final de la gestión contábamos con tres bases operativas principales en pleno funcionamiento. Tres áreas de primera atención con tecnología para cuidados críticos iniciales que permitían tener la seguridad de poder reanimar un paro cardiorrespiratorio, un trauma o atender un simple cuadro de hipertensión.

La cuarta base operativa habitual fue la residencia presidencial de Chapadmalal. Ubicada en el partido de General Pueyrredón, Provincia de Buenos Aires y a 23 km de la ciudad balnearia de Mar del Plata. La primera vez que viajamos con una comitiva de Gobierno para realizar una evaluación, observamos un lugar que conservaba las huellas del esplendor que alguna vez tuvo. Ubicada sobre un acantilado a orillas del mar, el acceso principal se encuentra a metros de la ruta 11 que en ese momento se hallaba en pésimas condiciones, pobremente señalizada y sin banquinas. Cuenta con una playa privada que bordea toda la extensión del predio, la construcción presentaba para el año 2016 un estilo más bien rústico y antiguo. Para ser justos, nada lujoso. El complejo lo componen 19 casas de arquitectura similar, pintadas íntegramente de blanco con tejados naranjas a dos aguas, estructura y pisos característico de los años 60. Además, cuenta con un gran quincho central frente al mar, una pileta, cancha de tenis y helipuerto. El estado de deterioro que vi en ese momento era muy significativo, todo un símbolo de la época que terminaba. La nueva administración recién comenzaba a trabajar en las mejoras que serían notables meses después. Por supuesto, no había un espacio alguno destinado a la atención médica ni cardioprotección. Al lado del complejo presidencial se emplazan dos enormes edificios construidos durante la presidencia del General **Perón**, el hotel 1 y 2, destinados al turismo social. Me habían hablado de la presencia de un sector médico y móviles de traslado, los cuales, en un primer momento, supuse podrían funcionar de apoyo para nuestra eventual actividad. Me acerqué al edificio. Se encontraba totalmente en ruinas y semiabandonado, al igual que el móvil estacionado en la puerta y el área médica que resultó no ser más que consultorios de atención primaria. Descartamos ese lugar como soporte de nuestra actividad. Desde aquel momento trabajamos en equipo y designamos, junto a la nueva administración, la casa que utilizaría la UMPA. Estaba ubicada estratégicamente cercana al acceso principal (ver imagen). Asimismo, apostaríamos allí nuestra ambulancia. A diferencia de las otras bases operativas, decidimos no instalar equipamiento fijo y llevar lo necesario para cada ocasión. Tomamos esta decisión ya que, si bien el Presidente y su familia la utilizarían varias veces al año, no resultaba suficiente para dejarlo montado en forma permanente. En el caso de que además concurrieran otros miembros del gobierno o familias amigas, reforzábamos la capacidad de respuesta con el apoyo del área de emergencias de Mar de la plata y otras empresas privadas de emergencias.

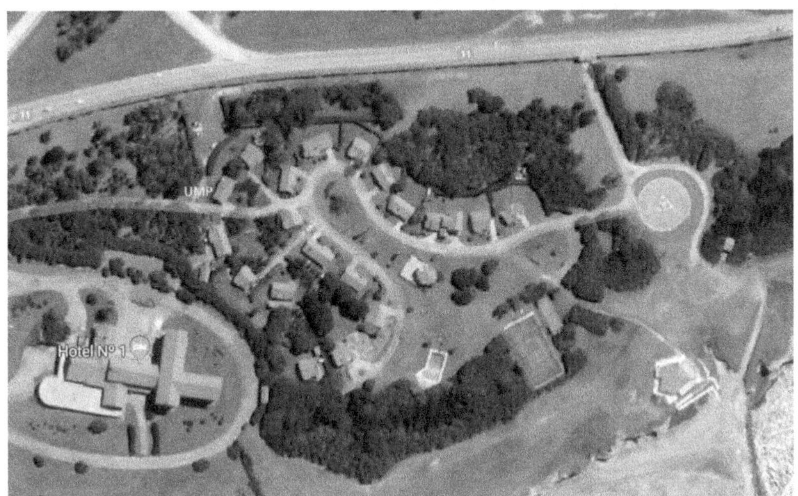

Vista de Google Maps. Residencia Presidencial de Chapadmalal.

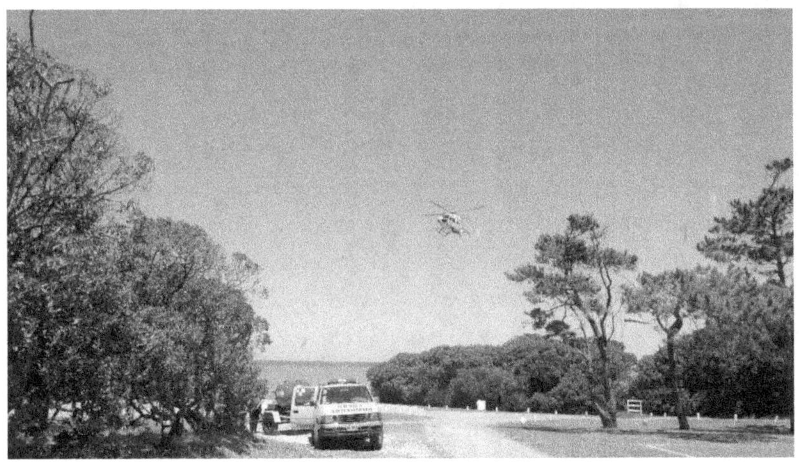

Implante en el helipuerto de la residencia.

CHRISTIAN ADRIÁN CAROLI

Los primeros operativos presidenciales

Las unidades de protección de dignatarios (UPD) se encuentran en vías de desarrollo alrededor del mundo. En especial las unidades presidenciales son organizaciones con estructuras pequeñas y, por lo que he visto en muchas oportunidades, con recursos limitados, sin duda no equiparables a la enorme responsabilidad que implica la protección del primer mandatario.

*Luego de haber aceptado el puesto en la UMPA, la pregunta inmediata fue: "¿Podés viajar este miércoles a Bariloche?" Por supuesto, dije que sí. Me habían comentado que la transición había sido turbulenta y, hasta ese momento, desconocía los detalles de lo ocurrido. Sí puedo decir que me encontraba embarcando un avión de Aerolíneas Argentinas ese miércoles de marzo de 2016, sabiendo que no contaba con protocolo o procedimiento operativo alguno. En realidad, no existían. En ese momento hice una extensa revisión de la bibliografía disponible la cual, debo decir, era muy escasa. No había artículos académicos específicos, solo algunos libros y en su mayoría autobiográficos. Por otro lado, tampoco contábamos con los detalles completos de la historia clínica presidencial. No habíamos tenido el tiempo necesario para hacerlo. Como se mencionó en forma previa no existía un protocolo oficial, estructurado y legalmente establecido para el chequeo presidencial, lo que sería el equivalente a un examen médico preocupacional. Llegué a Bariloche y comencé a pensar que debíamos reconstruir rápidamente todos esos procesos. Mi función allí era asegurarme de atender al presidente en caso de una emergencia, con el foco puesto en los eventos cardiovasculares. Fue lo poco que me trasmitieron antes de viajar. Al respecto me encontraba tranquilo, manejar un cuadro cardiovascular se encontraba plenamente en mi área de expertise, aunque observé numerosos aspectos sobre los cuales debíamos empezar a trabajar. Salimos a recorrer los hospitales junto al Sargento **Bazán**, un estimable soldado del ejército perteneciente a La Casa Militar. Lucía imponente con sus antejos negros y porte castrense. Visitamos el Hospital Ramón Carrillo, principal nosocomio público de Bariloche y el Sanatorio San Carlos, un prestigioso centro privado. Luego continuamos hacia las instalaciones del INVAP, una empresa argentina de alta tecnología dedicada al* *diseño, integración, y construcción de plantas, equipamientos y dispositivos en áreas de alta complejidad, ubicada a 20 minutos del centro de la ciudad*[35]*. Fue la primera vez que hacía una avanzada médica, recorrer hospitales y lugares que formarían parte de la actividad era muy interesante. No era algo que me resultara del todo ajeno, había integrado durante dos años el equipo que realizó el proceso de acreditación Joint Commission International en FLENI y en ese tiempo estudié apasionadamente los manuales de procedimientos. Me había familiarizado con las regulaciones y procesos de calidad hospitalaria. Ese fue el primer paso de un trabajo que siguió incansablemente hasta final de la gestión para generar una amplia red de atención, contactos médicos, colegas-amigos en toda la Argentina y puedo decir también, en otros lugares del mundo. En ese momento no teníamos estructurado el procedimiento de avanzada y me puse a escribirlo inmediatamente al llegar al hotel. La actividad transcurrió sin mayores contratiempos, más allá de una manifestación en el acceso que estuvo muy cerca del paso de las camionetas. Una situación realmente indeseable por el riesgo de que alguien saliera herido. A mi regreso, envié un mail con todos los detalles que consideraba importantes para efectuar los relevamientos que serían la base de nuestra futura red UMPA.*

Al poco tiempo volví a Bariloche para cubrir la estadía del presidente en el Sur y la continuación de su encuentro bilateral con **Barack Obama***. El dignatario norteamericano se hospedaría en el famoso Hotel Llao Llao durante 48 hs junto a su familia*[36]*, y su par argentino tenía otros planes. Realicé el implante junto a la custodia en el aeropuerto de Bariloche dentro de la pista como solíamos hacer. Vi descender a los "snipers" norteamericanos de sus camionetas y preparar sus rifles para apostarse en sus posiciones. Es habitual que el Servicio Secreto lidere el control de la seguridad cuando su presidente está involucrado. Por suerte esa mañana* **Macri** *llegaría unas horas antes. Faltaban pocos minutos para su arribo en el Tango 10. Recuerdo que un oficial se me acercó y en voz baja me preguntó: "¿Sabés cuál es el grupo y factor sanguíneo del presidente?" Había dos helicópteros esperando en la pista, uno de color rojo de origen civil y otro blanco y naranja de la Prefectura Naval. El presidente aterrizó puntualmente y subió al H rojo que despegó sin mayores dilaciones. Diego, el subcomisario a cargo de la custodia presidencial me dijo en ese momento: "Vos subite conmigo a aquel", señalando a la aeronave militar. Así lo hice y minutos* *después estábamos en el aire (ver imágenes). No sabía exactamente cuál era nuestro destino final, nos habían indicado solamente que se trataba de una actividad privada. La información que poseía era que el evento transcurriría durante algunos días en las cercanías de El Bolsón.*

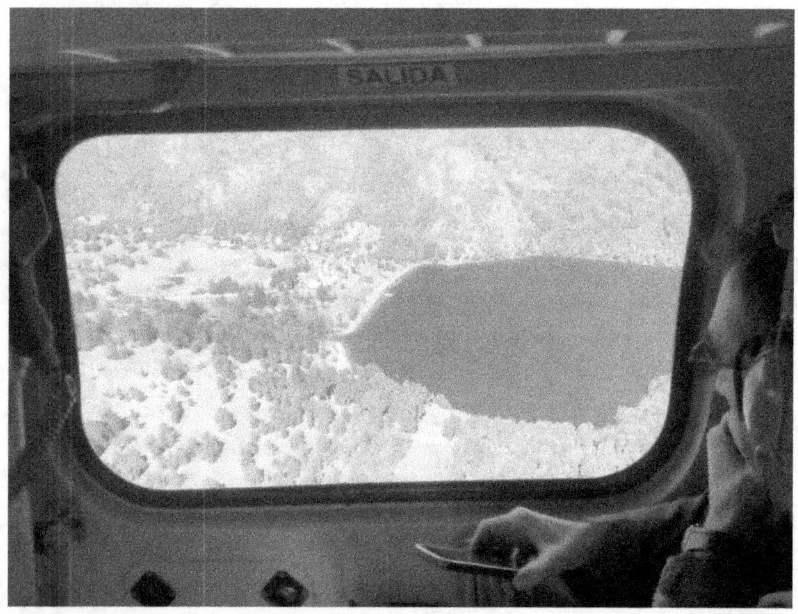

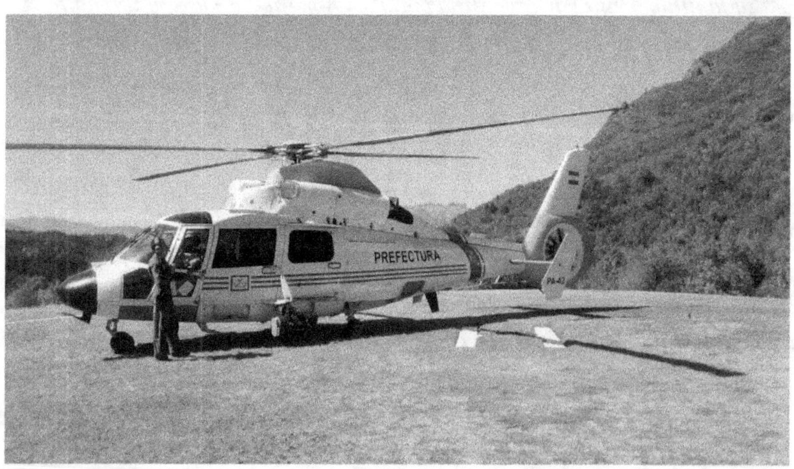

Todo el secretismo fue develado en detalle ese mismo fin de semana por la prensa, generando un importante revuelo en Buenos Aires[37]. Nos alojaríamos en la estancia "Lago Escondido", propiedad de un importante empresario inglés y amigo personal del Presidente. Se trataba de un enorme complejo del tamaño de una pequeña ciudad ubicado a escasos kilómetros de El Bolsón con un acceso terrestre de ripio que insumía más de 30 minutos de viaje. Poseía muchas casas agrupadas para huéspedes y empleados del lugar, cultivos de frambuesas y frutillas, viñedos e incluso una represa hidroeléctrica que alimentaba al sistema nacional de energía. Me alojé en una hermosa y espaciosa cabaña, contaba con un amplio recibidor, varios cuartos de altos techos y una cálida sala de estar. Mi estancia fue amenizada por la compañía de un ecléctico arquitecto quien allí vivía mientras trabajaba en el diseño de una de las represas. Recuerdo nuestros desayunos mientras dibujaba, al ritmo de Clapton, en su ASUS gamer.

La tarde que el mandatario argentino volvió a Bariloche para despedir a **Obama***, vivimos algunos momentos de tensión. El regreso se pospuso más allá de lo planeado. El helicóptero no poseía instrumentos de navegación nocturna sumado a que el helipuerto se hallaba ubicado en una ladera entre montañas. Hubo preocupación, era un descenso de riesgo. Gracias a la pericia de los pilotos el aterrizaje se efectuó sin complicaciones. El resto de la estadía trascurrió sin sobresaltos. Al momento del regreso lo hicimos en el Tango 10, un Learjet de 7 plazas. Subimos últimos con mi compañero de la custodia, el número de pasajeros superaba la capacidad del avión. Tuve que viajar apretado contra la puerta de emergencia en el último asiento disponible, el cual se convierte en un pequeño baño al girar una tapa de cuero y cerrar una mampara. No había alternativa, debía volver acompañando a SP a Buenos Aires. Con seguridad la ubicación no era óptima y por cierto nada lujosa, pero nuestra tarea era estar siempre junto al presidente y así lo hice durante esas dos horas y media. Descendí en último lugar del tango 10 mientras el H despegaba rápidamente rumbo a RPO. De camino a mi casa pensé que seguramente ese era uno de los lugares más exóticos que había conocido.*

CHRISTIAN ADRIÁN CAROLI

Protocolo de rápida respuesta

*El presidente **Bush** se encontraba en su habitación en la Casa Blanca mirando por televisión el juego entre Baltimore Ravens y Miami Dolphins cuando un pretzel obstruyó su vía aérea. En ese momento perdió la conciencia y cayó al piso golpeando con la cara (ver imagen). Una enfermera lo atendió en menos de 5 minutos y envió un mensaje al beeper del Dr. **Richard Tubb** para que acudiera con urgencia a la avenida Pennsylvania 1600[38].*

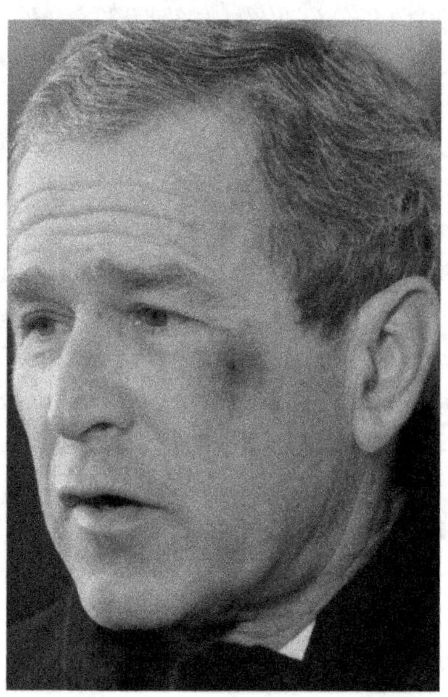

Un cuadro de asfixia que no se hubiera resuelto espontáneamente como el descripto, una reacción anafiláctica, un síncope (desmayo) grave o un episodio de muerte súbita, entre muchos otros, requieren de una atención médica urgente. Por ello, el protocolo de la UMPA establece que el equipo completo que se encuentre de guardia activa cubriendo al primer mandatario debe acudir de inmediato. Tanto en la casa de Gobierno como en la residencia de Olivos hay una guardia permanente compuesta por un médico, enfermera y chofer de la terapia intensiva móvil. Ante

el llamado de alerta se activa el *"protocolo de rápida respuesta"* (ver flujograma). Es la norma básica central de la operatoria médica UMPA y de
todos los protocolos de actuación escritos e implementados. El médico
y la enfermera acuden equipados con el BAR, mientras el móvil se es-
taciona en un lugar próximo y preparado para un eventual traslado. Se
informa al equipo de seguridad. El procedimiento establece que luego
de la evaluación inicial el médico debe decidir si continúa la atención in
situ (en la oficina o vivienda), efectúa un traslado al shockroom o activa la
derivación al centro core designado. En caso de precisar una evacuación,
la misma se reporta a la coordinación y al equipo de seguridad. Independ-
ientemente de la severidad del evento se debe efectuar la comunicación
a la jefatura de manera inmediata.

A diferencia del caso del presidente **Bush**, creemos en el valor de poseer una guardia activa en el lugar que permita acortar decisivamente
el tiempo de respuesta. Además, en caso de un evento grave contar con
la posibilidad de trabajar con un equipo de al menos dos profesionales
entrenados, aumenta significativamente las chances de éxito en una reanimación avanzada. El caso extremo es el paro cardiaco, mientras uno
realiza las compresiones del tórax, el otro profesional puede preparar el
equipamiento y acelerar los procedimientos como la infusión de drogas
y/o protección de la vía aérea.

Flujograma protocolo de rápida respuesta.

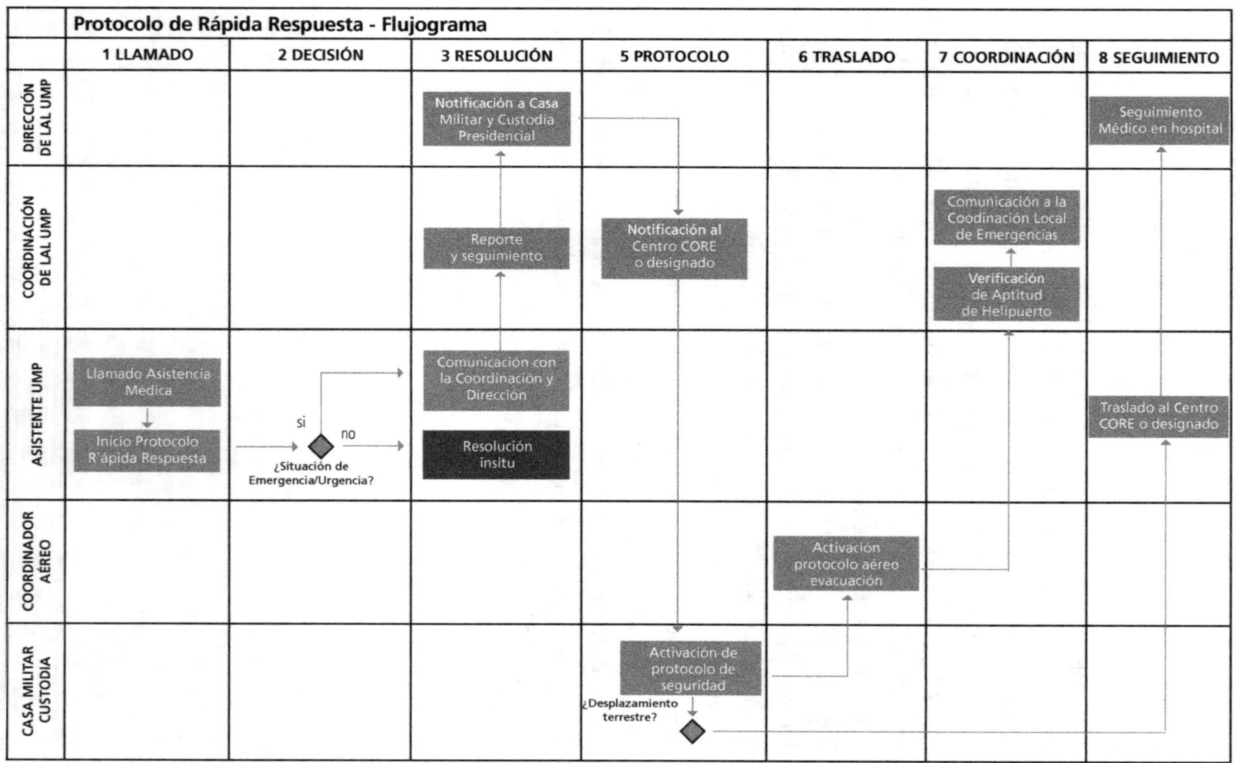

Vuelos comerciales, seguridad presidencial y equipamiento médico

Los presidentes o funcionarios de alto rango suelen viajar en avión privado o en avión oficial perteneciente a la flota gubernamental. Esto puede parecer una excentricidad y tal vez en algún caso lo sea, pero en términos generales es necesario. La razón más relevante es, sin lugar a duda, la seguridad. El contar con una aeronave privada, la cual puede ser rentada o de propiedad estatal, permite:

- Que los pilotos y la tripulación pertenezcan a un staff validado por la seguridad presidencial o real.
- Asegurarse el despegue y arribo desde un aeropuerto militar donde los accesos son restringidos y la seguridad es mayor que en un aeropuerto comercial.
- El control exhaustivo de un pequeño volumen del equipaje.
- Que el personal de seguridad pueda abordar bajo las condiciones y provisto del armamento que considere apropiado.
- Permitir al equipo o staff de gobierno acompañante viajar en conjunto para optimizar sus reuniones y agenda.
- Evitar cualquier situación potencial de violencia o amenaza por un tercero ajeno a la comitiva.
- Contar con los integrantes de la unidad médica abordo con su equipamiento completo. Además, se evitan las restricciones habituales de los vuelos comerciales acerca de los elementos cortopunzantes, líquidos, tubos de oxígeno, fármacos derivados de morfina, entre otros.

Por otro lado, contar con un avión propio posibilita el manejo de los horarios de llegada y partida con mayor discreción optimizando los tiempos del VIP y comitiva, más aún en agendas internacionales intensas.

El caso del presidente argentino durante el período 2015 a 2019 es un ejemplo atípico ya que ha utilizado frecuentemente vuelos comerciales para visitas internacionales, tanto oficiales como de estado (ver imagen) [39] [40]. Para ser justo fue una decisión forzada dado que el Tango 01 (Boeing 757-200) quedó fuera de servicio por condiciones técnicas en el año 2016 y el siguiente en jerarquía, el Tango 04, posee una autonomía limitada a vuelos de cabotaje o países limítrofes. La situación económica del país conllevó a que se descartara finalmente la posibilidad de adquisición de una nueva aeronave. Son escasos los ejemplos de dignatarios que han utilizado líneas comerciales: **López Obrador** en México, **José Mujica** en Uruguay, **David Cameron** en Reino Unido y **Jimmy Morales** en Guatemala. También se debe tener en cuenta que se genera una situación de riesgo para el resto del pasaje dado que la presencia de un presidente cambia las condiciones de seguridad y vulnerabilidad del viaje[41].

Por supuesto, la seguridad presidencial estaba muy disconforme con esta situación. De todas maneras y dada la coyuntura del país, se decidió avanzar en ese sentido. Había preocupación interna. La cantidad de variables imposibles de controlar implicaban un riesgo inaceptable que quedó en evidencia el 26 de febrero de 2017.

Días después del regreso del Presidente y su familia en el vuelo de Aerolíneas Argentina 1133 proveniente de la gira europea, fueron interceptados en el aeroparque Jorge Newbery una pareja de colombianos que intentaba viajar a Chile con 21 kg. de éxtasis. Habían llegado a Buenos Aires en el mismo vuelo que el mandatario argentino y lograron vulnerar la seguridad de los aeropuertos de Ezeiza (Argentina) y Barajas (España). Es decir, una cantidad sustancial de droga había atravesado el Atlántico siendo inadvertida por los controles aeroportuarios de dos países. Como consecuencia de lo sucedido el Ministerio de Seguridad y La Casa Militar emitieron en marzo de 2017 una fuerte recomendación a la Presidencia en contra de la utilización de vuelos comerciales. Las razones más relevantes fueron:

1) La ausencia de custodia armada: las aerolíneas comerciales no permiten la portación de armas en vuelo.
2) La vulnerabilidad en los controles: la cantidad de pasajeros y equipaje torna más dificultoso el adecuado monitoreo y control.

3) Lugar de operación de las aeronaves: los vuelos oficiales operan en bases militares bajo estrictas medidas de seguridad.

4) Incremento de las amenazas: se trata de un fenómeno que ha ido en aumento en el país y en el mundo.

5) El personal interviniente: en vuelos comerciales resulta complejo investigar los antecedentes y el perfil de los miembros de la tripulación.

6) Falta de comunicación en vuelo: en la mayoría de las líneas comerciales no es posible realizar llamadas a bordo, lo cual puede mantener desconectado al mandatario por varias horas[42].

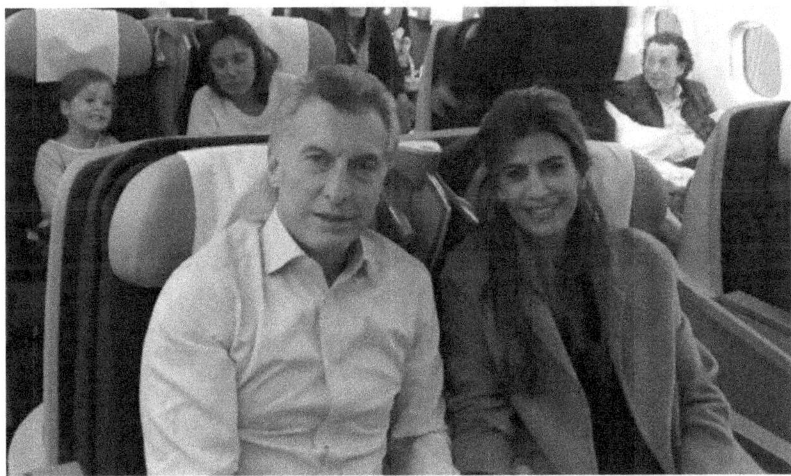

Utilizar el avión oficial permite que el conjunto de la comitiva viaje en el mismo vuelo. El manejo de la presidencia es un trabajo que requiere de un equipo sólido y coordinado, no solo de sus elementos ejecutivos (ministros, secretarios de estado, etcétera), sino también del staff de soporte. El personal de las diferentes áreas de gobierno trabaja en forma mancomunada con sus pares extranjeros para permitir que las actividades fluyan exitosamente. Detrás de cada uno de estos viajes hay un enorme trabajo silencioso pero decisivo para el éxito de las misiones.

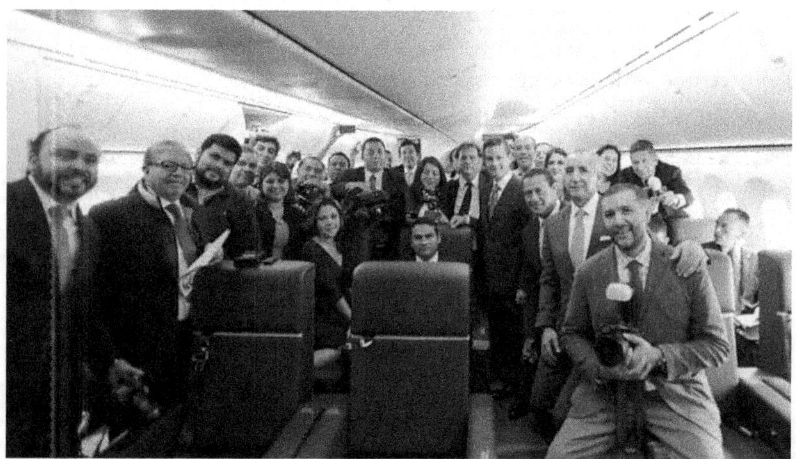

Comitiva presidencial mexicana. Presidencia Enrique Peña Nieto.

Con respecto al traslado del bolso de acción rápida (BAR) en los vuelos comerciales, utilizamos estrategias diferentes para los viajes en avanzada y los acompañamientos en cabina. A pesar de las reuniones con las aerolíneas, las severas regulaciones, especialmente en vuelos internacionales, nos obligaron a descartar la idea de llevar abordo material médico cortopunzante (bisturí, agujas, abbocath, etc) o tubos de oxígeno. Por otro lado, cuando el médico presidencial viaja en avanzada, es decir previamente a la llegada del primer mandatario, enviamos el BAR en la bodega del avión. Para resguardar el instrumental lo despachamos dentro de una valija rígida. En ese caso, por supuesto, los cortopunzantes pueden ser incluidos sin inconvenientes. Es importante notificar a la aerolínea acerca de la presencia del médico presidencial y equipamiento abordo, resulta una forma sencilla de evitar malos entendidos y contratiempos. Durante la gestión 2015-2019 realizamos un acuerdo con nuestra aerolínea de bandera, Aerolíneas Argentinas. Su respaldo nos permitió facilitar los viajes para nuestro equipo[5]. Recuerdo encontrarme en el aeropuerto internacional Nôi Bài de Hanoi (Vietnam), cuando un militar de la seguridad aeroportuaria me sacó de la fila de mala manera y me indicó que ingresara a un pequeño cuarto cercano. En el lugar realizaban las inspecciones con rayos X del equipaje despachado. Las fuerzas de seguridad no hablaban inglés, los noté nerviosos y algo agresivos. Comenzaron a señalar una imagen en la pantalla del escáner, aludían a un elemento dentro de mi BAR. No lograban descifrar el objeto metálico detectado y exigían inspeccionarlo. Era la pinza de Magill, un instrumento metálico de forma angulada que se utiliza para facilitar la colocación de tubos, sondas y extraer objetos de la vía aérea. Les expliqué pausadamente en inglés, algo entendieron, pero las palabras mágicas que destrabaron la situación fueron "medical bag". El hombre detrás de la máquina sonrió comprendiendo lo que le decía y finalmente pude atravesar la puerta hacia el embarque. Este tipo de inconvenientes es habitual en las UPD alrededor del mundo, he aquí la importancia de avanzar con protocolos globales de equipamiento y dar a conocer nuestra actividad. Un colega de Medio Oriente me comentaba durante el G20 en Osaka los problemas que habían tenido para el traslado de ampollas de opioides en vuelos internacionales. Los opioides son drogas de uso habitual para el manejo de la vía aérea avanzada y el dolor. Café mediante, me comentó que durante uno de sus viajes en avanzada los detuvieron en el aeropuerto de Barajas y les resultó difícil salir de la situación. De allí en más decidieron trasladar la medicación sensible en una maleta diplomática. Aunque lo ideal es viajar en un avión oficial para evitar largas explicaciones en aeropuertos extranjeros, no siempre es posible. Es habitual que el equipo médico deba viajar como un pasajero regular cargado con gran cantidad de medicación y equipos especializados.

Como médico siempre que viajo en avión, no solo por cuestiones laborales, llevo conmigo mi estetoscopio y oxímetro de pulso, cuestión que recomiendo a todo colega. Son frecuentes las descompensaciones en vuelo,

---

5   (Quiero dedicar un especial agradecimiento al Sr. Lechmacher y Sra Garat de *Aerolíneas Argentinas* que han trabajado incansablemente para que nuestro equipo viaje en las mejores condiciones)

especialmente lipotimias o síncopes que generan gran preocupación en la tripulación. Tener algo de instrumental abordo ayuda a resolver y decidir más fácilmente, aunque debo confesar que auscultar durante el vuelo es todo un desafío. El ruido en cabina, por lo general mayor a los 60 decibeles, torna casi imposible escuchar adecuadamente aun con mi Littmann®. Por ello, es práctico contar con un oxímetro de pulso que otorga información valiosa en segundos (frecuencia cardiaca, onda de pulso y nivel de oxígeno en sangre). Por supuesto, en el caso de un paro cardiaco lo más importante es contar con un DEA, tecnología médica imprescindible que toda aerolínea comercial debería poseer como parte de su equipamiento.

Actividad privada

"Es una actividad privada, no tenemos información. La ambulancia no puede venir con nosotros…"; me decía el oficial de la custodia en tono firme y apresurado, repitiendo las órdenes de alguien más. Como solía suceder en ese tipo de situaciones, todos se ponían tensos. La falta de un plan, una avanzada, incomodaba a los equipos y la improvisación no es recomendable al momento de trasladar a un dignatario. En nuestro caso también se elevaba el nivel de alerta y estrés, los movimientos no eran un paseo en auto por la ciudad. Conocíamos los riesgos y éramos conscientes de la hostilidad reinante hacia nuestro VIP. Me subí con mi BAR al asiento trasero de uno de los dos autos de custodia que escoltarían al móvil A. Le indiqué a Raúl, el chofer de la ambulancia, que implante urgente en la explanada de Casa de Gobierno e implementaríamos el protocolo privado. Copie el siguiente link en su navegador y acompáñeme en un recorrido con la cápsula Presidencial viajando en uno de los vehículos de la custodia (modalidad privada): https://youtu.be/U6I61KvBs54

En varias oportunidades colaboradores bien intencionados nos han solicitado que la ambulancia permanezca alejada o que no acompañe a la actividad. Pedidos como este se contraponen directamente con la misión de la UMPA y exponen al dignatario a un riesgo innecesario. Tal vez una de las lecciones más difíciles de aprender para un mandatario es la pérdida de la privacidad, de la intimidad y de cierta parte de su libertad. Desde el momento en que se trasforman en una persona extremadamente relevante, como es el caso de un presidente o primer ministro, las actividades privadas dejan de existir como tales. Todas sus acciones tienen un impacto público, desde tomarse un café con un amigo que resulta ser un inversor de una compañía pública exponiendo un posible conflicto de interés, hasta realizar una actividad potencialmente riesgosa o incurrir en comportamientos inadecuados para su rol. Lo he visto en primera persona, los presidentes sufren la pérdida de gran parte de su libertad de movimiento[43]. Las cosas más simples como salir a comer en familia o pasar un fin de semana fuera de la ciudad requiere de una logística organizada y planificada. Cada una de sus actividades está rodeada de protocolo, discursos, fotografía y video, avanzadas, operativos médicos y de seguridad, entre otros. Los equipos profesionales cuentan con información confidencial por adelantado que tiene como objetivo el éxito del evento. Los miembros de gobierno asignados deben contar con el tiempo suficiente para gestionar las obligaciones administrativas necesarias antes de cada viaje: pasajes, viáticos, seguros, traslados y alojamiento. La falta de planificación puede llevar a exposiciones públicas inadecuadas o peligrosas para el mandatario. No contar con una declaración elaborada acerca de un suceso público sensible o ubicarse en un lugar inadecuado desde el punto de vista de la seguridad pone en riesgo la figura del dignatario. La falta de información precisa puede tener para una UPD ribetes drásticos. La carencia de una planificación en avanzada médica hace imposible contar con los medios adecuados en caso de una emergencia. Poner en tensión a los equipos de protección y llevar las actividades a límites peligrosos no parece ser razonable en el balance-riesgo beneficio que debe efectuarse. Tenemos claro en medicina que los minutos hacen la diferencia en los grados de éxito o fracaso de una intervención. El impacto global en la vida de un país a nivel económico, político o incluso regional es lo que está en juego en cada una de las decisiones que implican desproteger deliberadamente a la primera figura. El balance es complejo. Es esencial que el mandatario se encuentre rodeado de una primera línea de funcionarios idóneos que generen una adecuada integración y comunicación efectiva entre las áreas para las situaciones que requieren un alto grado de discreción.

En función de las actividades privadas o de bajo perfil elaboramos un procedimiento especial para mantener la confidencialidad y privacidad. Los lineamientos generales eran: el médico se ubicaría en el auto de apoyo de la custodia presidencial llevando consigo el BAR y la ambulancia no se incorporaría a la cápsula o caravana, salvo indicación en contrario. Estos movimientos se realizaban con un máximo de dos o tres vehículos. La ambulancia, aun sin identificación, siempre llama la atención por lo que normatizamos el seguimiento a una distancia prudencial aproximada de 200 a 300 metros o menos de 5 minutos respetando los semáforos. De esta manera, el profesional trasmitiría la posición de la cápsula para el seguimiento discreto de la UTIM y estaría cerca del VIP en caso necesario. Luego de arribar al lugar indicado, el médico UMP permanecería junto con la custodia. La ambulancia se ocultaría a una distancia prudencial, permaneciendo preparada tanto para una salida de rutina como para una evacuación.

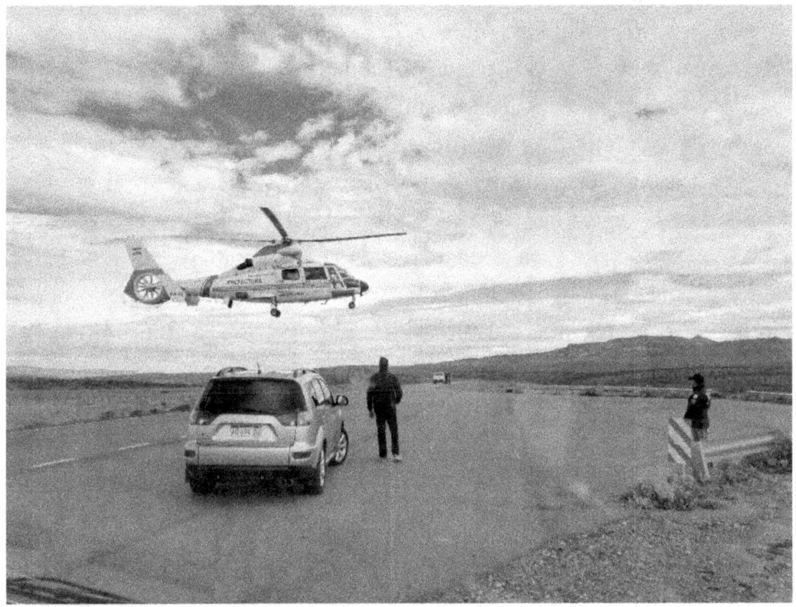

Llegada del helicóptero que trasladaba al Presidente. Nos encontrábamos implantados en una ruta del Sur Argentino para una próxima actividad privada.

CHRISTIAN ADRIÁN CAROLI

Formando la red nacional

La Argentina es un extenso país, el más austral de América del Sur, con 2.7 millones de km² de superficie continental sumado a casi un millón de km² de territorio antártico. Limita con Chile, Brasil, Uruguay, Bolivia y Paraguay. Es una república federal con 23 provincias autónomas, más la ciudad de Buenos Aires (CABA) que oficia de capital. Cada una de ellas posee independencia ejecutiva en el ámbito de la salud, situación que explica en parte porqué su sistema sanitario es uno de los más fragmentados de América Latina. Se encuentra conformado por tres subsectores: público, privado y la seguridad social. En los próximos renglones intentaré describirlo en forma sintética y sencilla, dada la complejidad del modelo. Alrededor del 30% de la población depende del sector público que presta atención gratuita en todos sus niveles (desde el primario a la alta complejidad). El sector de la seguridad social corresponde principalmente a las obras sociales nacionales y provinciales que otorga cobertura a gran parte de los empleados registrados. Por último, se encuentra el sector privado constituido por las llamadas empresas de medicina prepaga, similares a un seguro de salud. Las mismas pueden ser contratadas libremente u oficiar como sustito de una obra social en caso de que el empleado decida derivar sus aportes. Lamentablemente no todas las organizaciones gubernamentales o sindicales permiten redirigir los montos correspondientes a gastos de salud. Por otro lado, se genera una importante superposición de sistemas, dado que el servicio público suple con frecuencia las carencias de la seguridad social y sistemas prepagos. Para dar un ejemplo, la emergencia prehospitalaria se encuentra fundamentalmente en manos de las provincias o municipios. Los hospitales locales funcionan como los efectores finales y poseen escasa capacidad de recupero económico de las prestaciones realizadas a pacientes de otros subsistemas. Es decir, no pueden cobrar por los servicios médicos prestados a las obras sociales y prepagas. Actualmente la totalidad de la población argentina, los ciudadanos, los residentes, incluso las personas extranjeras en tránsito, tienen derecho a atenderse en cualquier establecimiento del sistema público de manera gratuita, algo impensado en muchos países desarrollados. De todas formas, es importante destacar que existen significativas barreras geográficas, culturales, tecnológicas y organizacionales que dificultan la atención oportuna y de calidad.

En esta fragmentación nacen algunos de los impedimentos que existen en la Argentina para la configuración de redes de atención para patologías complejas o de hora de oro. A lo largo de estos años me he reunido con numerosos referentes de los sistemas de emergencias de todo el país, directores de hospitales, políticos y referentes de salud, obteniendo una perspectiva integral de la realidad. Para la UMPA es valioso contar con un mapa completo de hospitales y redes de atención a nivel nacional. Cada movimiento del presidente, familia y comitiva requiere un detallado análisis de las capacidades estructurales y tecnológicas de los centros asistenciales cercanos (ver avanzada, inteligencia médica y operativos de cobertura). Para el año 2015 dicha información no se hallaba disponible en ningún registro público, motivo por el que comencé a desarrollar nuestra propia base de datos de hospitales y sanatorios del ámbito público y privado de toda la Argentina. El registro informático nos permitió elaborar las redes para la atención con el foco puesto en la tríada de patologías fundamentales de un dignatario: infarto de miocardio, stroke y trauma.

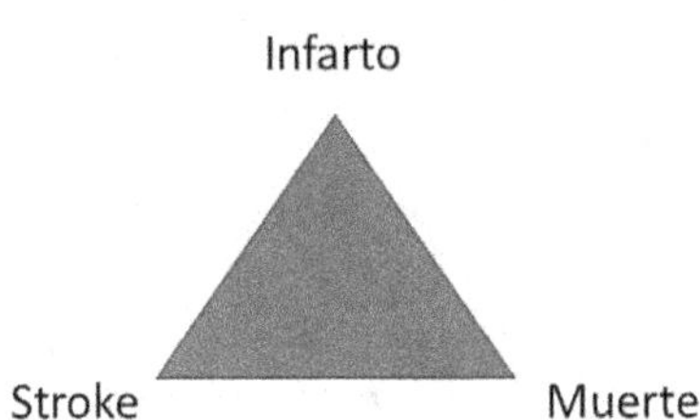

Instauramos el *protocolo de activación hospitalaria,* el cual nos permitió contar con una dinámica ágil al momento de repetirse una actividad en lugares que el presidente visitaba con mayor frecuencia. Hablábamos el mismo idioma rápidamente. Este *protocolo,* compartido en su mayoría por gran parte de las unidades homólogas del mundo, consiste en los siguientes puntos:

- Establecer una comunicación directa con la autoridad institucional designada. La misma debe poseer la capacidad de liderar el operativo en su centro.
- Contar con la disponibilidad de sangre compatible (al menos dos unidades de glóbulos rojos).
- Una habitación en el área de emergencias.
- Una habitación de cuidados intensivos.
- Una habitación de cuidados generales.
- Un quirófano con cirujano y anestesista disponibles.
- Los accesos previstos despejados.

Alentamos a que cada organización genere una comunicación interna confidencial y protegida para evitar filtraciones. Además, habilitamos un canal directo de contacto con el integrante designado de nuestro equipo. Procuramos contar con dos accesos, preferentemente uno privado sumado al acceso general, dependiendo de la estructura hospitalaria ya que no siempre es posible disponer de vías alternativas. Además, por supuesto, los servicios médicos y la tecnología del hospital designado deberán encontrarse en perfecto funcionamiento. Existen otras características ideales como sala de reuniones para una eventual conferencia de prensa, habitaciones retiradas de la vía pública o fuera del alcance de edificios próximos, antesalas privadas para la familia, custodia y equipos de trabajo presidencial.

*Para el año 2017 comenzamos a delinear la posibilidad de llevar a cabo una reunión académica a nivel nacional. Habíamos visto la motivación que generaba la interacción con la UMPA, el esmero de los actores por colaborar en cada lugar que visitábamos y la inquietud de incorporar nuevos conocimientos relacionados a la protección de dignatarios. El objeto sería difundir nuestra actividad y poder discutir en un ámbito científico adecuado los protocolos de trabajo. Necesitábamos un espacio para dar a conocer en profundidad esta nueva especialidad y mejorar la comunicación con colegas de todo el país. Contamos con el invaluable apoyo de los Dres. **Marcelo Lamón** y **Fernando Zalazar**, directores del reconocido servicio de emergencias prehospitalario de la ciudad de Córdoba. Luego de varios operativos coordinados en conjuntos decidieron visi-*

*tarnos en Buenos Aires. Los recibimos en Casa de Gobierno el 6 de noviembre de 2017; en ese encuentro coincidimos en lo valioso de generar una jornada de capacitación y nos ofrecieron llevarla a cabo en su ciudad. La energía y el entusiasmo que trasmitían fue contagioso y nos motivó a avanzar. Luego de varios meses de arduo trabajo y largas charlas por videoconferencia, finalmente se llevó a cabo en mayo de 2018 la "Primera Jornada Nacional Médica de Protección de Mandatarios". Por supuesto, se realizó en la ciudad de Córdoba con el enorme respaldo del Consejo Deliberante local y el Viceintendente, Dr. **Felipe Lábaque**. Asistieron a esta jornada académica de vanguardia más de 400 profesionales de diferentes ámbitos entre directores de emergencias de todo el país, médicos de especialidades afines, enfermeros, bomberos, policías, etcétera.*

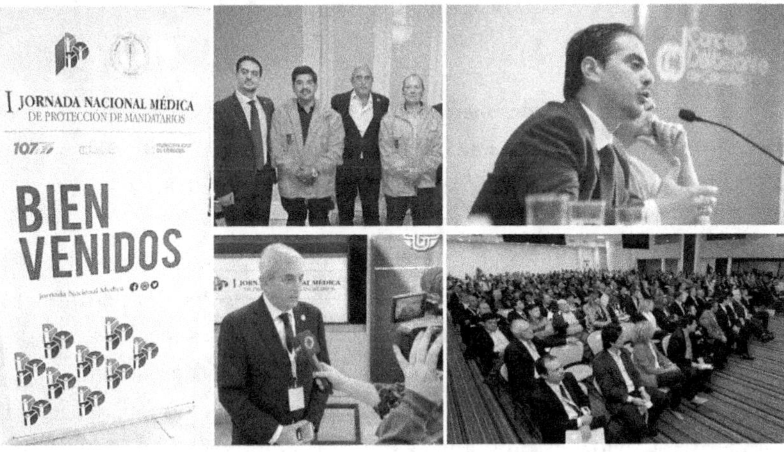

La reunión fue el puntapié inicial de la anteriormente mencionada "UMP federal", es decir la red nacional de profesionales que colaborarían en la eficaz preparación y despliegue de cada operativo médico fuera de la capital. Directores de emergencias y hospitales, autoridades de salud, entre otros, que funcionarían como referentes de la UMPA. Esta alianza nos permitió configurar operativos de cobertura en tiempo récord, logrando mantener altos estándares de calidad y confidencialidad (ver imagen).

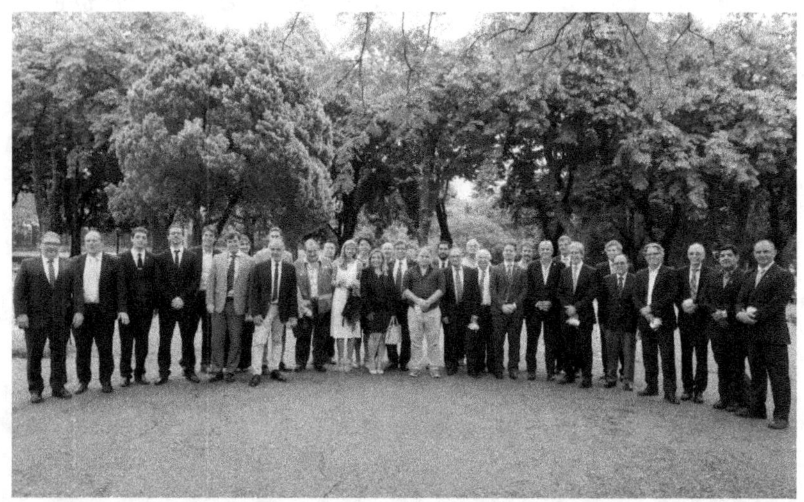

**Reunión con directores de emergencias y hospitales de todo el país.
Programa UMP federal.
Residencia Presidencial de Olivos. Diciembre de 2018.**

La responsabilidad sobre la primera atención del presidente y su familia siempre es de la UMPA, pero contar con equipos locales permite trabajar con un despliegue en terreno mayor, multiplicar los recursos disponibles y el apoyo médico. Si bien en cada misión se lleva equipamiento especializado y en ocasiones también se desplazan las ambulancias, la cantidad de actividades programadas en cortos intervalos de tiempo y en diferentes ciudades hace imposible para la estructura de la UMPA otorgar una cobertura con recursos propios únicamente. Puedo decir que hemos formado un gran equipo a lo largo y ancho del país, tuvimos la suerte de contar con valiosos profesionales y ganar numerosos amigos en el camino.

Estimados colegas como el Dr. **Carlos Russo** (Director de la Dirección Nacional de Emergencias Sanitarias -DINESA-), el **Dr. Pablo Jure** (Secretario de Salud de Jujuy), la Dra. **Sonia Sanchez** (Directora de Emergencias de Jujuy), el Dr. **Francisco Barreiro** (Director de emergencias de Tucumán), el Dr. **Orlando Querencio** (Ex Director de emergencias de

Misiones), el Dr. **Julio Vallejos** (Director médico del Instituto Cardiovascular de Corrientes), el Dr. **Nicolás Ivancovich** (Director de Emergencias de Chaco), la Dra. **Luciana Ortiz Luna** (Directora de Emergencias de Neuquén), el Dr. **Leonardo Gil** (Director del Hospital Ramón Carillo de Bariloche), el Dr. **Martín Pirles** (Subdirector provincial de Emergencia de Santa Fe), el Dr. **Rodrigo de la Faba** (cardiólogo de Bahía Blanca), la Dra. **María José Figueroa Massei** (Coordinadora de Emergencias Rosario), el **Dr Eduardo Serra** (Director de Emergencias de Tierra del Fuego), el Dr. **Mario Palacios** (Director de Emergencias de Salta), los Dres. **Jorge Villagran** y **Fernando Cardozo** (Directores de Emergencias de la provincia de Córdoba), el Dr. **Roberto Martínez** (Hospital Italiano de La Plata), el Dr. **Juan Di Matteo** y la Dra. **Paola Juan** (Ex Director y Directora de Emergencias de Mar del Plata), el Dr. **Jorge Ostera** y el Dr. **Pablo Malfante** (Ex Director y Director del Hospital Privado de la Comunidad, Mar del Plata), el Dr. **Alejandro Muller** (Gerente Médico De Logística Asistencial y Urgencias Nacional, OSDE) y muy especialmente a los Dres. **Marcelo Lamón, Fernando Zalazar y Javier De Los Ríos** (Ex Directores del 107 de la ciudad de Córdoba); han resultado ser una extensión de nuestro equipo. En el mismo sentido procedimos en la ciudad de Buenos Aires y alrededores, donde los directores de instituciones públicas y privadas de prestigio se convirtieron en incansables colaboradores para nuestras actividades. Cabe destacar a los siguientes profesionales: Dr. **Norberto Furfaro** (Director Médico del Sanatorio Finochietto), Dra. **Alejandra Di Leo** (Director Médica de la Clínica Bazterrica), Dr. **José Luis Leone** (Director Médico de la Clínica Bessone), Dr. **Juan Carlos Sesto** y Dr. **Norberto Grisolía** (Ex Director y Director Médico del Hospital Policial Churruca Visca) y el Dr. **Roberto Coronel** (Jefe de Servicio y Procesos Cardiológicos en el Sanatorio Sagrado Corazón), Dr. **Roberto Dupuy** (Director Médico del Sanatorio Mater Dei), Dr. **Jorge Carrascosa** (Director Médico Diagnóstico Maipú), Dr. **Roberto Martingano y Dr. Roberto García Elisequi** (Directores Médicos del Sanatorio de la Trinidad de Palermo), Dr. **Pablo Dimitroff** (Director Médico de la Clínica Olivos), Dr. **Fernando Iúdica** (Director Médico del Hospital Austral) y al Dr. **Jorge De All** (Director Ejecutivo del Sanatorio Otamendi y Miroli).

CHRISTIAN ADRIÁN CAROLI

Relevamiento Hospitalario Nacional. Unidad Médica Presidencial Argentina

Como hemos discutido previamente la inteligencia y avanzada médica requiere de la recolección de información valiosa, teniendo como uno de los ejes principales los centros asistenciales disponibles en el área próxima a una actividad, su complejidad y características. Para el año 2016 la base de datos de centros asistenciales de la Argentina se planteó como una necesidad imperativa debido a la ausencia de información pública al respecto, incluso a nivel gubernamental. Tan es así, que más adelante el Ministerio de Salud tomó la idea luego de una reunión donde expusimos el proyecto que estábamos llevando a cabo y comenzaron a desarrollar una base de datos de similares características con financiamiento externo.

A pocas semanas de comenzar nuestra gestión presenté a la dirección una propuesta para desarrollar una plataforma de relevamiento hospitalario a nivel nacional; la iniciativa era innovadora y versátil. Elaboramos el proyecto junto a un ingeniero en informática con el cual había trabajado previamente. Aunque poseía muchas funcionalidades y gran potencial, requería financiación económica para su desarrollo, implementación y mantenimiento que, lamentablemente, no fue posible conseguir en dicho momento. Evidentemente ese camino no sería plausible, me tuve que despedir del ingeniero. Comencé a buscar una alternativa que debía financiar personalmente e implementar a la brevedad con la finalidad de mapear el sistema de salud argentino en forma colaborativa. Debía, en primera instancia, identificar los contactos, centros de diferentes niveles de complejidad y decidir cuáles serían los más adecuados para cada operativo. Así encontré un modelo práctico para la organización, una plataforma web que respondía a nuestras necesidades operativas y comencé a trabajar rápidamente sobre el tema. Empezamos desde cero. Cada lugar que el presidente planeaba o efectivamente visitaba era mapeado íntegramente con todos los centros de salud, especialmente los de alta complejidad. También se incluyeron los de menor complejidad para constituirse en los denominados centros de proximidad ante eventuales situaciones que no pudieran esperar un traslado. Avanzamos rápido. El presidente viajaba mucho y los lugares de derivación comenzaban a repetirse. A veces eran ciudades cercanas a centros terciarios ya relevados, permitiéndonos fortalecer los lazos de confianza con las instituciones y líderes locales.

Elaboramos un mapa sanitario de los recursos reales disponibles en toda la Argentina. La información fue recolectada mediante el envío de un formulario electrónico, tenía categoría de "declaración responsable" y recababa datos acerca de la localización, infraestructura, tecnología e insumos institucionales. Lo allí consignado se verificaba durante la visita presencial en avanzada, que se efectuaba posteriormente. Al momento de la edición de este libro teníamos incorporados 232 centros asistenciales, incluyendo la ciudad autónoma de Buenos Aires (CABA), las capitales de las 23 provincias y las dos bases antárticas además de incluir las localidades más relevantes de cada provincia. El 74 % del total son hospitales y el 26 % son clínicas y sanatorios; el 67 % son públicos y el 31 % privados. La mayoría son centros de alta complejidad o terciarios (62 %) y el resto son categoría II y I que hemos utilizado fundamentalmente como hospitales de proximidad (28% y 10% respectivamente). Viajar por toda la Argentina y conversar directamente con los colegas que conforman cada uno de los eslabones de la cadena de atención de la salud ha sido fantástico. Desde los servicios prehospitalarios, hasta los médicos de emergencias, cuidados intensivos, directores de hospitales y autoridades políticas, ministros y secretarios de salud. He conocido profesionales excelentes, gente que ama su profesión y se esfuerza cada día para hacer de su sitio de trabajo un lugar mejor.

Los sistemas prehospitalarios de emergencias (sistemas de ambulancias) se encuentran fragmentados administrativamente entre municipios y provincias. Pertenecen casi exclusivamente al sector público y solo con algunas excepciones logran cubrir eficientemente las extensas distancias de las provincias. Además, deben lidiar con climas fríos que bloquean las carreteras con nieve o geografías montañosas como las del norte y este argentino que dificultan o demoran los traslados terrestres. El trauma y los eventos cardiovasculares, por mencionar algunos ejemplos, son asistidos en el ámbito extrahospitalario por el sistema público, que al año 2020 presenta grandes carencias. Los móviles requieren un mantenimiento permanente de alto costo y los profesionales necesitan un entrenamiento continuo en emergencias y desastre. En términos generales todas las provincias poseen hospitales centrales únicamente en sus capitales, algunas más extensas o evolucionadas también tienen centros terciarios en otras ciudades importantes como es el caso de Córdoba o Buenos Aires. Las condiciones de los mismos son muy variables, en general se encuentran funcionales con áreas de cuidados intensivos parcialmente modernizadas y algún grado de actualización tecnológica (ver gráfico). Pero las infraestructuras son antiguas, al igual que los modelos de gestión. Existen muchos centros que me han llamado la atención por sus características destacables como el Instituto Cardiovascular de Corrientes o el Complejo Hospitalario Madariaga en Misiones. Saliendo de las ciudades principales, los centros son de baja complejidad, cuentan con poco margen para resolver situaciones de gravedad debido a la falta de tecnología y profesionales. Generalmente son los hospitales de las capitales quienes constituyen el último eslabón de derivación médica. Se encuentran a grandes distancias, lo cual impide una resolución en tiempo y forma de las patologías urgentes o de hora de oro. Además, los centros de alta complejidad no se ubican en forma equidistante de todos los puntos geográficos de la provincia y, como sucede en el caso de Misiones, el hospital de alta complejidad se ubica en su extremo sur. Por otro lado, Argentina no dispone en términos generales de la derivación en helicóptero como opción para la resolución de la emergencia, situación que permitiría remediar el problema de las distancias eficientemente y centralizar los casos en un gran hospital terciario.

Las imágenes son fundamentales para el diagnóstico, la tomografía en el trauma y la angiografía para los eventos cardiovasculares. Hemos observado significativa disparidad en la disponibilidad de los mismos entre las instituciones públicas y privadas.

Especialidades médicas para toda la serie de hospitales a nivel nacional

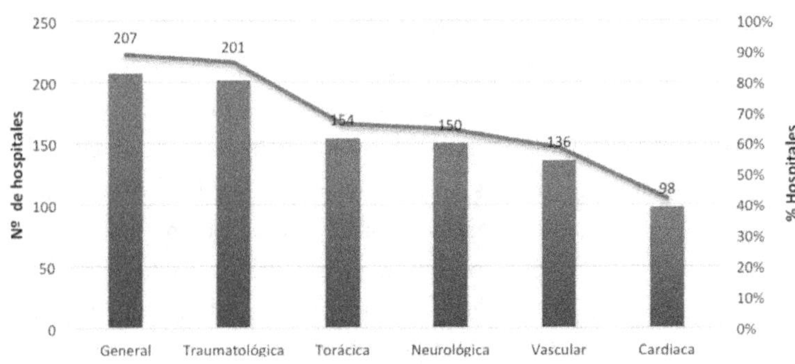

Comparación tipo de servicios por instituciones. Privadas vs Públicas

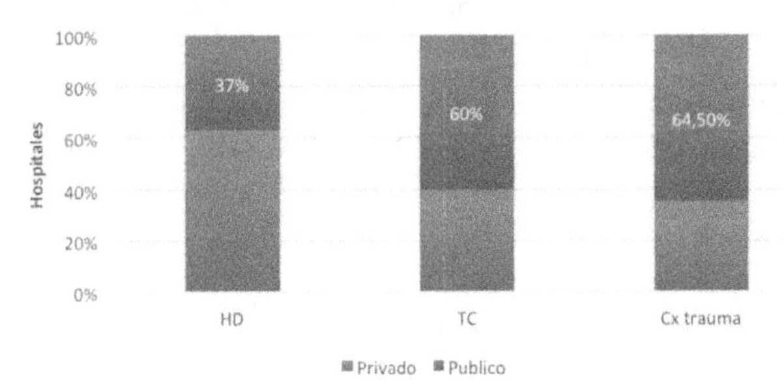

Tecnología de imágenes disponible

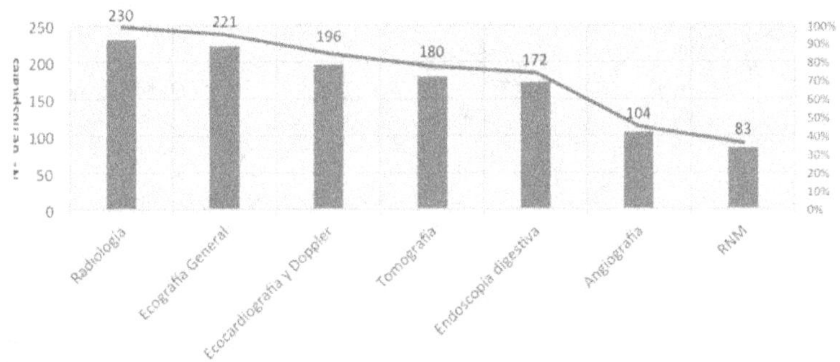

Por otro lado, en este contexto la disponibilidad hospitalaria de fármacos para disolver el trombo o coágulo en el caso del infarto cerebral y cardiaco es crítico. Los recursos para la reperfusión son esenciales para tratar los eventos vasculares más relevantes. Observamos que el 79% de los centros cuentan con dichas drogas y se encuentran concentradas en las instituciones de alta complejidad. La ausencia de estos fármacos en lugares de menor complejidad es una cuestión de salud pública, dado que el tiempo, como suele decirse, es cerebro y corazón (ver gráfico). La demora máxima para tratar eficientemente el stroke isquémico es de 4.5 horas desde el inicio de los síntomas y de 4 a 6 horas en el caso del infarto de miocardio. Pasado ese período tiempo, el daño producido por la oclusión arterial es muy significativo. La infusión de estas medicaciones en el lapso de tiempo adecuado permite repermeabilizar la arteria obstruida y darle al paciente la posibilidad de sobrevivir o padecer menores secuelas. Este es el punto central por el cual deben ser indicadas en centros de baja complejidad y no solo en los grandes hospitales ubicados a cientos de kilómetros. El detalle extenso de esta información ha sido publicado recientemente[44].

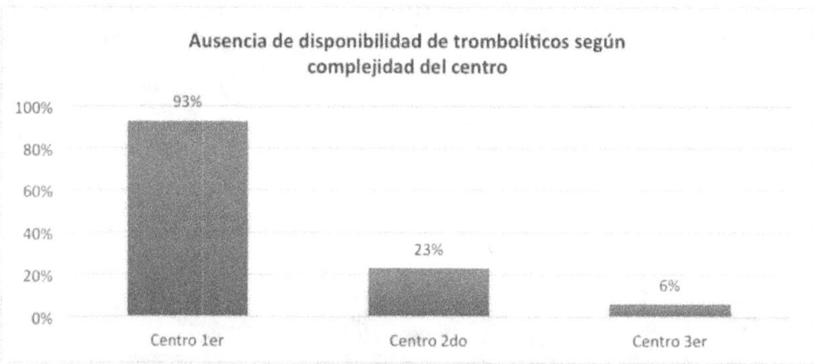

Programas de capacitación, entrenamiento y desarrollo académico

*"Todos al suelo, se colocan los torniquetes en el muslo y aprietan hasta que duela, no debe haber pulso. Si entra un dedo entre el torniquete y la pierna se considera hombre muerto por hemorragia". Mayo 2019. Nos encontrábamos sobre el pasto de la cancha de fútbol. La policía federal nos había cedido el predio para las prácticas. Estábamos realizando un ejercicio de control de sangrado, en este caso el sujeto de práctica era nuestro propio miembro inferior. Había organizado un día de entrenamiento para el equipo UMPA con expertos del Hospital Policial Churruca de Buenos Aires. Liderados por el Dr. **Edgardo Menéndez**, desarrollamos una excelente jornada de capacitación donde repasamos manejo de vía aérea dificultosa, control de sangrado y atención del trauma. Debo confesar que la pierna me dolió por varios días, pero el torniquete estaba perfectamente colocado, ¡hombre vivo!*

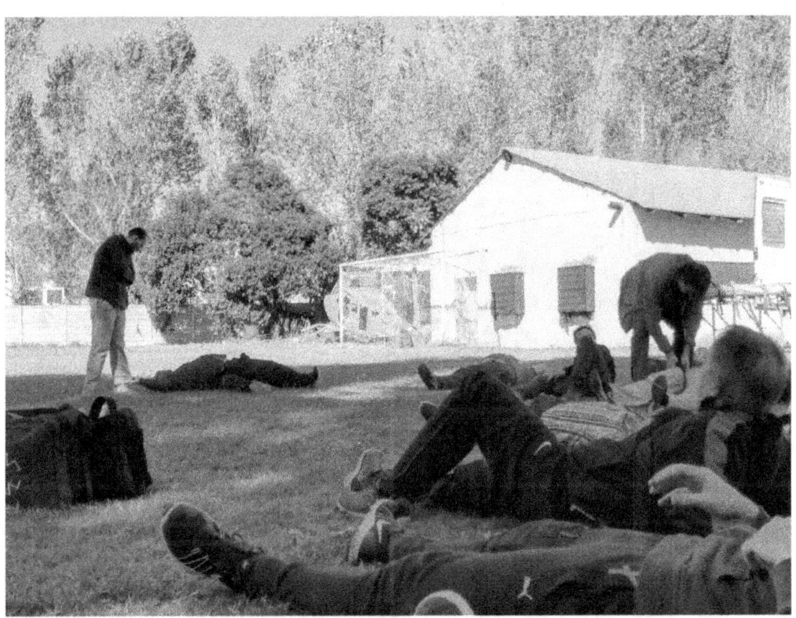

El entrenamiento permanente del equipo médico y paramédico es una necesidad imperiosa de las unidades de protección de dignatarios. Uno de los problemas detectados ubicuamente por los colegas de esta especialidad es el desentrenamiento. Las horas cubriendo las actividades del dignatario son, en general, horas fuera del hospital, tiempo resignado de la práctica cotidiana. Los equipos pasan días viajando y organizando operativos para prever escenarios de riesgo, pero las situaciones graves ocurren esporádicamente. ¡Preparado para lo peor, esperando lo mejor!

Dependerá del equipo y de su formación esencial el tipo de entrenamiento que escoja cada organización, pero sugiero que cuenten con un programa anual de jornadas prácticas y teóricas. Sin duda, más allá de las certificaciones internacionales que deben renovarse cada dos años, deberán realizar ejercicios periódicos con el objetivo de perfeccionar y aceitar la respuesta individual y colectiva, cuestión más compleja aún. Desde el punto de vista teórico es importantes reforzar y mantenerse actualizados sobre temas centrales, es importante asegurarse de compartir las últimas guías de tratamiento o de alto impacto, como así también las recomendaciones especiales en caso de brotes epidémicos locales o mundiales como es el caso del COVID19.

Por otro lado, el entrenamiento en el manejo de emergencias en el ambiente extrahospitalario es esencial. Al menos tres veces al año es necesario realizar ejercicios de simulación médica y evaluación de las destrezas detalladas a continuación:

- Manejo de la vía aérea y vía aérea dificultosa con los diferentes dispositivos que cada organización cuenta en su equipamiento portable o Go Bag: máscaras laríngeas, tubo orotraqueal y otros dispositivos como cánula nasofaríngea, cánula de mayo.
- Control de hemorragia. Empaquetamiento, utilización de gasas hemostáticas, venda israelí y torniquetes.
- Inmovilización en trauma.
- Reanimación cardiopulmonar: Manejo según las guías de RCP avanzada y utilización de DEA.
- Entrenamiento en aeroevacuación.
- Cuidados médicos bajo fuego.

Es recomendable que cada habilidad se entrene individualmente y luego se integren en una simulación compleja.

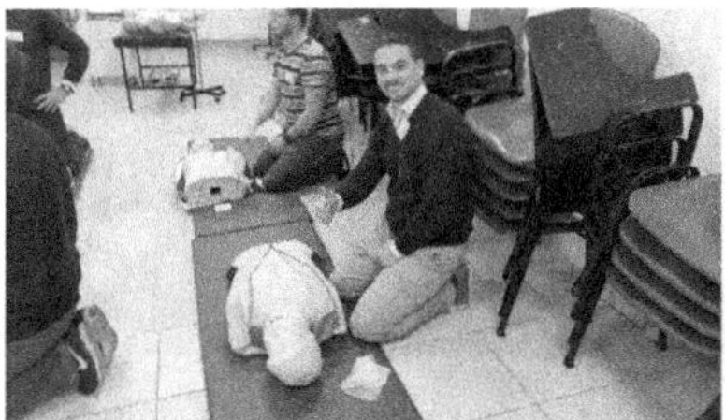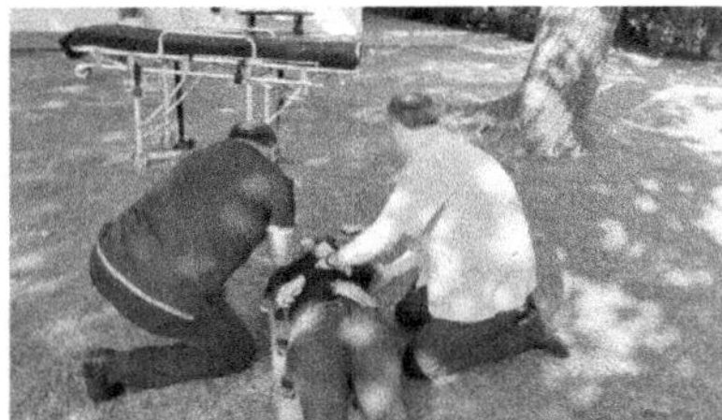

Curso ACLS y entrenamiento en trauma en la Residencia de Olivos

Sugiero que se respeten las conformaciones de equipo utilizadas a diario. Por otro lado, las mismas habilidades deberán ejercitarse en una segunda instancia en entrenamientos conjuntos con las áreas de seguridad. En el supuesto caso de un evento médico, probablemente algún integrante de la custodia será el que se encuentre más próximo al dignatario. Deberán estar familiarizados con las maniobras de la primera asistencia y tener una estrecha comunicación con el equipo médico. Además, requerirán entrenarse en diferentes escenarios de simulación para una posible evacuación conjunta, ya sea terrestre en la caravana de seguridad o por vía aérea en helicóptero o avión. Para ello hemos participado en los cursos de formación de la custodia, capacitando en manejo de DEA y RCP (ver imagen).

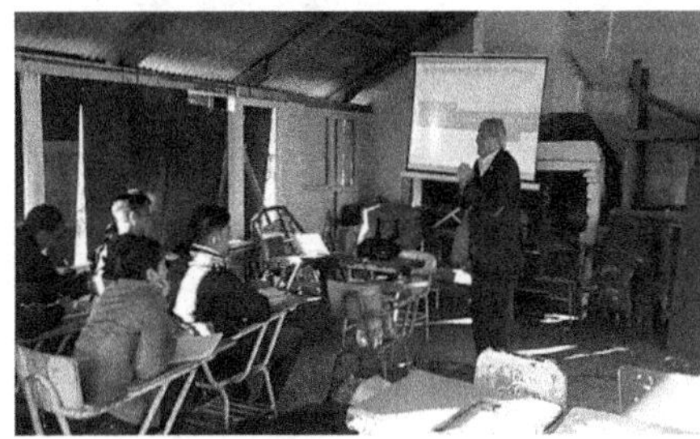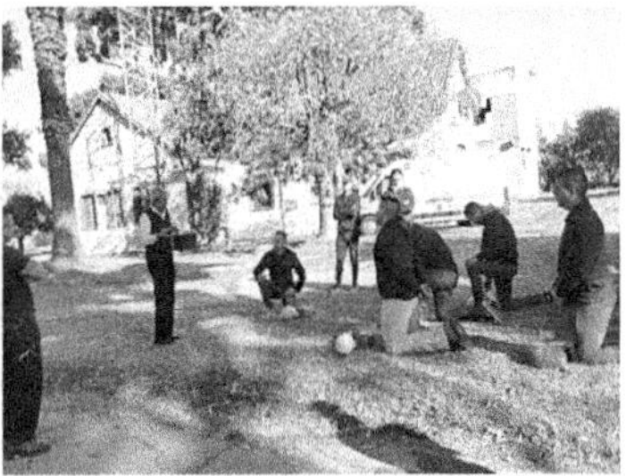

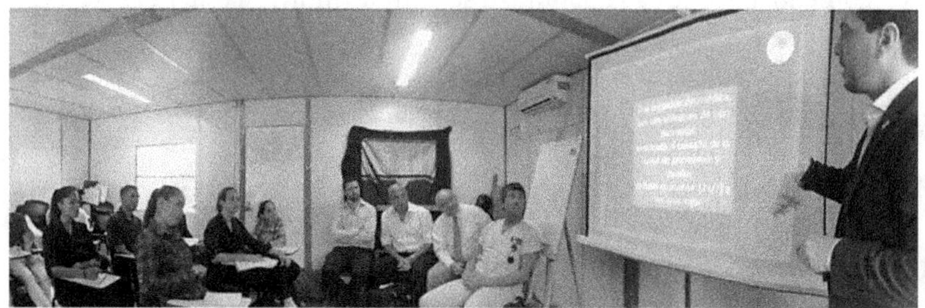

Jornadas de formación el área de custodia

La máxima expresión de entrenamiento conjunto la llevamos a cabo en noviembre de 2018, bajo la coordinación del Dr. **Diego Hoffmann**. Se programaron cinco escenarios de simulación donde el presidente sufría un evento médico grave o algún tipo trauma como consecuencia de una agresión. Participaron junto a nuestro equipo la Custodia Presidencial, La Casa Militar, Agrupación Aérea, y Explosivos. Cada uno de los escenarios era planteado desde la llegada con los vehículos hasta el traslado final, por lo cual realizamos varios ejercicios de conducción en caravanas de seguridad. Dos de los cinco incluyeron aeroevacuación con uno de los helicópteros de presidencia. Fue una jornada extenuante y de gran aprendizaje. Tuvimos la oportunidad de contar con la destacada participación del Dr. **Alejandro Baez**[6], experto en medicina de dignatarios, como asesor e instructor de la actividad. *Copie el siguiente link en su navegador y acompáñeme a ver un clip de esta actividad: https://youtu.be/uh5Bvqf36EM*

El desarrollo académico y docente, impulsa al crecimiento y la mejora de las organizaciones. Hemos trabajado de manera incesante para convertirlo en una gran fortaleza de nuestra gestión. Hacia finales de 2018 se llevó a cabo en Argentina el G20 y consideramos que sería un gran momento para realizar la primera reunión de unidades médicas del mundo. Todos los dignatarios cuentan con su UPD pero como he mencionado

---

6   Profesor y Vice-Chairman Departamento de Medicina de Emergencias. Director Centro para Medicina Operacional. Medical College of Georgia. Asesor en salud pública del presidente de la República Dominicana y Director Ejecutivo del Comité Presidencial para el COVID19.

previamente no se encuentran vinculadas con otras instituciones homólogas. Ese diciembre teníamos un marco ideal para realizarlo. Lamentablemente el volumen de trabajo relacionado con un evento de estas características nos obligó a posponer el encuentro para mayo de 2019. Fue la primera **"Cumbre Internacional de Unidades Médicas Presidenciales"**, la realizamos en el Salón Científicos de la sede del Gobierno, la Casa Rosada. Participaron los siguientes profesionales:

- Dr. **Gregorio Gil López:** Director del Sistema Operativo Sanitario. Ministerio de la Presidencia del Gobierno de España.
- Dr. **Guilherme Wimmer:** Coordinador de Salud de la Presidencia de la República Federativa de Brasil.
- Dr. **Amado Alejandro Baez:** Profesor y Vice-Chairman Departamento de Medicina de Emergencias. Director Centro para Medicina Operacional. Medical College of Georgia.
- Dr. **Mobarak Al Muhim:** Senior Fellow, del Fellow de Medicina Ejecutiva y Medicina Protectiva de Dignatarios. Beth Israel Deaconess Medical Center, Harvard Medical School. Asesor senior del Área de Emergencias y Cuidados Críticos del King Fahad Specialists Hospital Dammam y Asesor del Área de Cuidados Críticos del King Faisal Specialist Hospital and Research Center, Arabia Saudita.
- Dr. **Mario Zelarrayan:** Director Unidad Médica Presidencial de la República Oriental del Uruguay.
- Dr. **Edward Wasser:** Director médico del Primer Ministro y de la Real Policía Montada de Canadá.
- Dr. **Edilberto Temoche Espinoza:** Jefe de los Servicios médicos del Despacho Presidencial de la República del Perú.
- Dr. **Robert Darling:** Fellow de Medicina Ejecutiva y Medicina Protectiva de Dignatarios. Beth Israel Deaconess Medical Center, Harvard Medical School. Se desempeño como médico de emergencias en la Unidad Médica de la Casa Blanca asistiendo al Presidente Bill Clinton. Piloto del escuadrón de helicópteros 1 de la Marina de los EEUU para el presidente Clinton.

Abarcamos un programa muy amplio. Fue una jornada de intercambio fantástica, todos aprendimos de las experiencias de cada uno de los destacados profesionales invitados, tomando ideas para mejorar nuestras unidades.

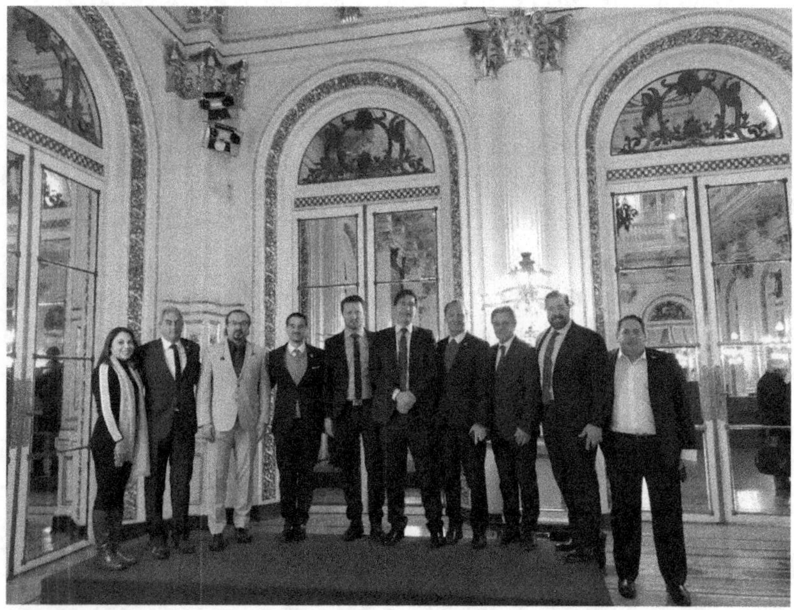

La obtención, manejo y posterior análisis de los datos acerca de la complejidad sanitaria a nivel nacional e internacional constituyó una base fundamental en la toma de decisiones para la cobertura del dignatario. En octubre de 2019 presentamos luego de cuatro años de relevamiento hospitalario un trabajo en el *Congreso Argentino de Cardiología*. Fue la primera vez que la UMPA disertaba en una reunión científica y además presentaba una producción original. La misma contenía información inédita para la comunidad médica argentina, **incluso para el resto de los organismos gubernamentales**. Mostramos datos acerca de la red hospitalaria y sus recursos para la reperfusión del infarto cardiaco y cerebral.

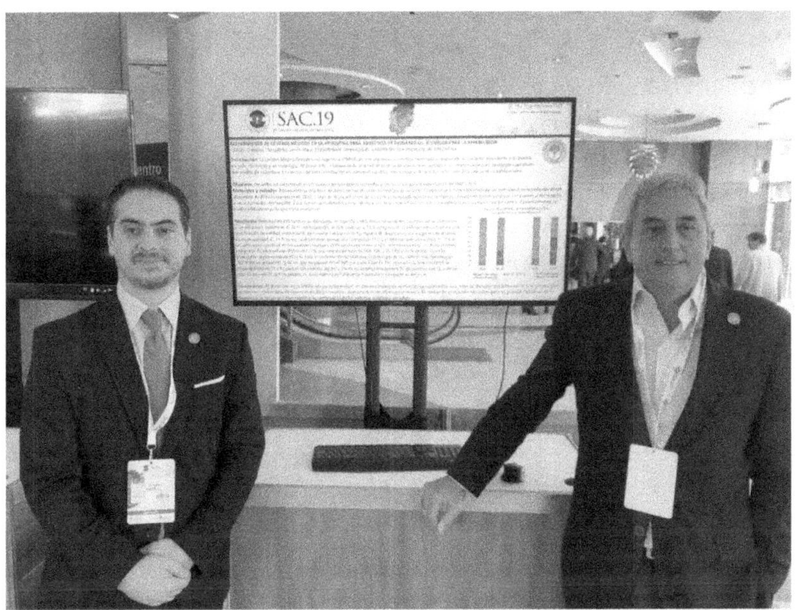

Fotografía junto al Dr. Salzberg en la presentación realizada en el Congreso SAC 2019. Buenos Aires. Argentina.

El desarrollo posterior de esta información nos permitió publicar en la revista de la *Facultad de Ciencias Médicas de Córdoba* indexada en Pubmed[7] (https://pubmed.ncbi.nlm.nih.gov/) el artículo denominado: **"Unidad Médica Presidencial Argentina. Relevamiento de la red hospitalaria Argentina y recursos para patologías de hora de oro"**, donde detallamos una mayor cantidad de datos relevados y un análisis completo del contenido[45]. En lo personal, el mejor cierre que podíamos otorgar a una gestión de trabajo duro y disciplinado. Nos esforzamos para elevar los estándares de la unidad ubicándola en un lugar relevante en el mapa mundial de las organizaciones de su tipo.

---

7   PubMed es un prestigioso motor de búsqueda de la base de datos MEDLINE de artículos de investigación biomédica. Ofrecido por la Biblioteca Nacional de Medicina de los EEUU, posee alrededor de 4800 revistas publicadas en EEUU y en más de 70 países.

CHRISTIAN ADRIÁN CAROLI

Protocolos de organización de caravanas de seguridad y desplazamientos terrestres

Coautor invitado: Crio. Marcelo Degregorio[8]

Por entonces la Argentina se sobreponía a una etapa institucionalmente turbulenta. Promediaba la gestión de un nuevo gobierno. Una visita oficial a Chile nos mantenía trabajando denodadamente a quienes estábamos a cargo de la seguridad presidencial. Nos movilizábamos con nerviosismo y atención ante las presiones propias de la tarea. Un recuerdo atípico viene a mi memoria: Durante los desplazamientos terrestres de seguridad se incorporó un nuevo integrante. Un hombre de casi dos metros debía acomodarse en el reducido espacio disponible del asiento trasero del sedán. Era Sergio, el médico presidencial. Durante el tiempo que compartimos intercambiamos experiencias sobre nuestras tareas, reafirmando que ambos bregábamos por la seguridad del primer mandatario. El agente de protección y el médico presidencial están unidos por una relación de trabajo cuyo vínculo debe ser sólido y estrecho, ya que de ello depende la eficacia de la respuesta ante una eventual emergencia.

Los movimientos en el tránsito urbano o autopistas constituyen momentos críticos para la seguridad. Las grandes capitales son urbes densamente pobladas con importantes congestiones de tráfico en horas pico. Los riesgos para el ojo entrenado de la custodia se observan en cada esquina. Motos que discurren a toda velocidad entre los autos, autobuses deteniéndose frecuentemente para subir y bajar pasajeros o camiones descargando mercadería.

Por supuesto, los VIP se desplazan con mucha frecuencia a través de

---

8   Es abogado, doctor en derecho y oficial de La Policía Federal Argentina (PFA). Se desempeño en el área de Protección de Dignatarios del Ministerio de Seguridad (1997 al 2013). Fue Jefe de Capacitación de la Dirección General de Protección de Estado de la PFA y uno de los líderes de la Custodia Presidencial durante el período 2015-2019. Se entrenó junto al FBI, DEA y el área de seguridad de la Embajada de Israel en la Argentina.

las ciudades a causa de su intensa agenda de reuniones de trabajo. Las amenazas a la integridad física, en especial de los políticos, son permanentes. Más aún en la actualidad al amparo del anonimato que otorgan las redes sociales. Por ello, las caravanas de seguridad o "cápsulas presidenciales" fueron concebidas con el objeto de proteger a los funcionarios de alto rango y a su comitiva durante los desplazamientos terrestres. Una guardia de motos, autos y camionetas blindadas escoltan celosamente al vehículo del dignatario. Por lo general, sus movimientos se estudian y planean cuidadosamente. Se toman los recaudos necesarios para eludir todo tipo de situaciones que puedan detener el convoy, y utilizan la velocidad como una herramienta más de protección. Un principio básico es nunca detenerse. Una vez que partió, solo interrumpirá su marcha al llegar al destino. En particular, las salidas y llegadas son los momentos de mayor vulnerabilidad, tanto para el funcionario como para la custodia. Los autos solo deberían desacelerar para estacionar o ingresar a algún tipo de parking. En este momento el público suele agruparse sobre las vallas de contención para saludar o manifestarse, y es un lugar ideal para que un agresor pueda esconderse. Ingresar directamente con la cápsula a un estacionamiento privado y restringido es la opción más segura. Por supuesto, no siempre es posible. Dependerá del contexto, pero pueden generarse situaciones de alta tensión cuando queda expuesto en un lugar público o al intentar tomar contacto con la gente. Esto impide otorgar una cobertura adecuada[46].

Las caravanas de los presidentes son, con frecuencia, una extensión de las oficinas del ejecutivo. Las flotas blindadas poseen instrumental de comunicación sumado a fuerzas de respuesta táctica y al cuerpo médico que se moviliza en una ambulancia de alta complejidad. Los sistemas o métodos de trabajo se configuran de diferente manera según el protegido. No es el mismo protocolo el utilizado para un presidente que para un ministro del gobierno. Las configuraciones dependerán del perfil del VIP, de la exposición de la actividad y de las necesidades y preferencias, tanto de la custodia como del mandatario.

Este capítulo revisará la conformación de los distintos dispositivos de seguridad durante los desplazamientos terrestres. Desde la organización de los vehículos que lo componen hasta la ubicación adecuada de los agentes de seguridad y la UPD que formará parte de ese núcleo.

Aspectos generales de las formaciones vehiculares

Podemos definir en forma esquemática dos tipos de formaciones vehiculares que, si bien persiguen un mismo objetivo, se utilizan en contextos diferentes:

- **Las caravanas protocolares de seguridad:** son la expresión máxima de las flotas de protección terrestre. Están conformadas por una larga fila de vehículos de todo tipo, pudiendo llegar a más de 30 unidades. Se utilizan en eventos de muy alto perfil, en general en el ámbito internacional, donde el tránsito permanece correctamente restringido (denominado línea presidencial) y las calles se encuentran liberadas, permitiendo así un avance seguro y sin interrupciones a una velocidad moderada.

- **Cápsula presidencial**: es una formación de seguridad con una cantidad limitada de vehículos, en general no más de ocho, y permite al dignatario moverse ágilmente junto a su escolta sin efectuar cortes programados o cierres parciales a lo largo del trayecto. *Copie el siguiente link en su navegador y viaje conmigo en la ambulancia dentro de la conformación de una cápsula Presidencial atravesando la ciudad de Buenos Aires (preste atención a la conformación vehicular): https:// youtu.be/yRW0FRY0960*

Por supuesto, existen opciones intermedias entre estos dos modelos.

Diseño de caravanas protocolares de seguridad

La **conformación de las caravanas** y los tipos de vehículos a utilizar varían de acuerdo a las particularidades de cada organización. La siguiente es una configuración tipo con los elementos más frecuentemente utilizados:

1. Vehículos de seguridad adelantados: No pertenecen estrictamente a la caravana, pero son parte del dispositivo de seguridad. Móviles que recorren minutos antes el trayecto para relevar nuevamente el camino y ultimar detalles.
2. Primera línea de motos o móviles identificables: Pertenecen generalmente a las fuerzas de seguridad. Guían la caravana abriéndole el paso por la ruta designada.
3. Punteros: Autos de custodia que se posicionan por delante de la caravana para prever eventos de riesgo.
4. Vehículo de ceremonial: Trasporta a la comitiva del área de protocolo. Su posición en la caravana le permite arribar unos segundos antes para acompañar cada movimiento del VIP.
5. Autos de seguridad: El piloto (S1), de apoyo (S2) y cierre (S3) son los vehículos de custodia que rodean y protegen el desplazamiento del móvil del dignatario. Habitualmente efectúan constantes movimientos de pinzas para alejar a otros rodados. Funcionan como primera barrera de disuasión y contención ante un ataque.
6. Móvil A: Es el vehículo blindado en donde se ubica el dignatario. Se encuentra acompañado en todo momento por el líder del equipo de la custodia. El chofer debe ser, preferentemente, un miembro de las fuerzas entrenado en manejo disuasivo.
7. Grupo táctico: Se trata de una camioneta o camión donde se desplazan un conjunto de oficiales de los grupos especiales. Se encuentran fuertemente armados con sus rifles de asalto, preparados en caso de un ataque. Son responsables de neutralizar una eventual amenaza, permitiendo que el grupo de protección evacúe hacia un lugar seguro al Móvil A (principal función del equipo de protección).
8. Ambulancia: es la unidad de terapia intensiva móvil y lugar indicado para el desplazamiento del equipo médico.
9. Camioneta de staff: Es el rodado que transporta a los integrantes de la comitiva. Idealmente debería poseer blindaje.
10. Cierre. Suelen ser vehículos de la policía local, como motocicletas y patrullas. Su trabajo es proporcionar una alerta temprana y primera defensa para la parte trasera de la caravana.

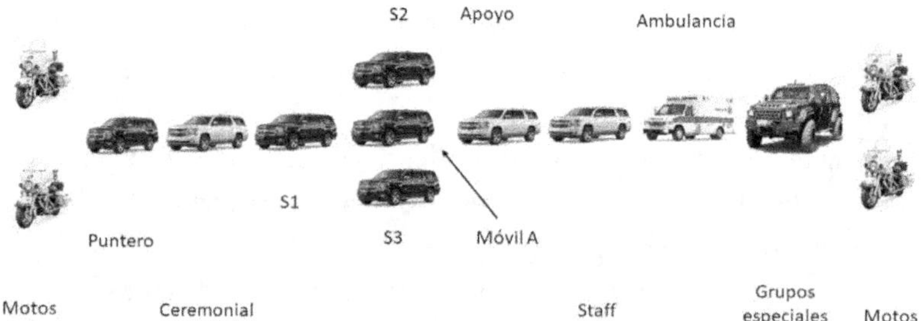

La caravana del presidente norteamericano es la más compleja y segura del planeta. En este caso se agregan vehículos especializados que considero valioso enumerar:

- Halfback: Es el primer móvil detrás de las limusinas. Una camioneta Chevrolet Suburban que transporta a miembros del Servicio Secreto. Es básicamente la primera línea de respaldo del presidente.
- Vehículo de contramedidas electrónicas o "watchtower": Tiene la función de intervenir las comunicaciones y los dispositivos de detonación remota. Este vehículo se caracteriza por poseer en su techo grandes antenas verticales y cúpulas. En algunas configuraciones, también puede funcionar como detector de proyectiles entrantes y pequeños aviones no tripulados a través de un radar de onda corta.
- Vehículo de Inteligencia (ID): Funciona como nodo de inteligencia y su misión es la de anticiparse a potenciales situaciones de riesgo en la ruta. Mantiene abierta sus comunicaciones con las unidades de vigilancia, la policía local y otras fuentes de inteligencia acerca de posibles amenazas u obstáculos a lo largo del camino de la caravana.
- Unidad de Mitigación de Materiales Peligrosos: Es una camioneta con una gran caja negra en la parte trasera, diseñada para detectar y responder a los posibles ataques con armas químicas, biológicas o nucleares (QBN) que amenacen la caravana.
- Vehículo de la Agencia de Comunicaciones de la Casa Blanca o "Roadrunner": Mantiene a los funcionarios conectados de forma segura con el mundo. Funciona como centro de encriptación de datos, punto de acceso wifi, repetidor de radio y centro de control de

comunicaciones. Proporciona enlaces de voz, internet y video, utilizando los satélites del Pentágono. A través de él pueden emitirse las órdenes para el disparo de armas nucleares. El Roadrunner también ayuda a facilitar las comunicaciones seguras dentro del motorcade.

- Helicóptero de supervisión: Cuando el presidente viaja, el Servicio Secreto tiene acceso a un helicóptero del Departamento de Seguridad Nacional que proporciona inteligencia, planificación y vigilancia de los movimientos presidenciales sobre la caravana.

Diseño de cápsulas presidenciales

La cantidad de móviles y su ubicación varía de a acuerdo a los requerimientos de cada organización. Es habitual que los desplazamientos dentro de una misma ciudad se realicen bajo el modelo de "cápsula" y, en este caso, además no sean acompañados por un móvil de staff. Así el grupo táctico o la ambulancia pueden ubicarse en el último lugar de la caravana. Es usual que los vehículos no se encuentren identificados por cuestiones de seguridad. Es el caso de la ambulancia de la UMPA, un móvil blanco sin identificaciones, únicamente con la barra superior y balizas laterales para ser visualizada en caso de emergencia.

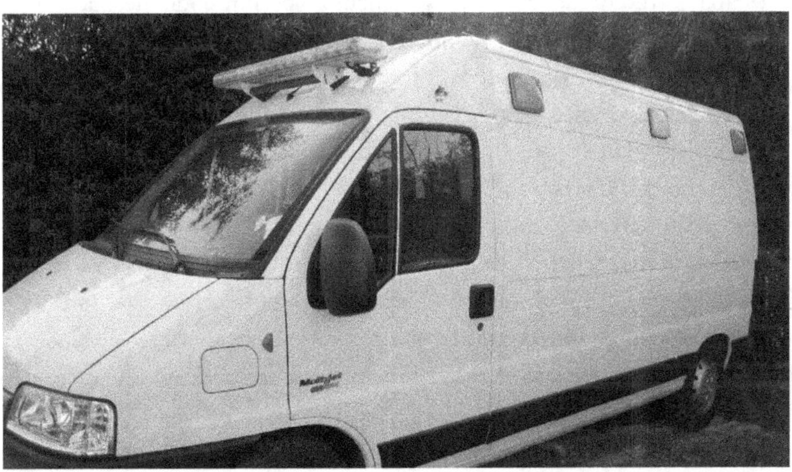

A continuación, presentaremos una clasificación teórica para configurar una cápsula presidencial, combinando el perfil del dignatario y su nivel de exposición (los vehículos se enumeran en orden de formación):

Perfil del Dignatario \ Exposición	Actividad baja exposición	Actividad de alta exposición
Dignatarios de alto perfil	**Opción A:** moto de seguridad no identificable + móvil A + 2 o 3 vehículos de seguridad no identificables **Opción B:** vehículo de seguridad no identificable + móvil A + 2 vehículos de seguridad no identificables	Motos o móviles de seguridad identificables + vehículo de seguridad + móvil A + 3 vehículo de seguridad + ambulancia de alta complejidad + móvil táctico (GAT). Puede además sumar vehículos de staff.
Dignatarios de perfil intermedio	Móvil A + 1 vehículo de seguridad	Moto identificable + móvil A + 2 vehículos de seguridad
Dignatario de bajo perfil	móvil A	móvil A

Desplazamientos diarios de la cápsula presidencial

El modelo de cápsula de seguridad utilizado durante la gestión 2016-2019 estaba estructurado con pocos vehículos, permitiendo desplazamientos sumamente ágiles. Esta configuración es ideal para que la custodia tenga un control estrecho sobre la totalidad del convoy.

El móvil puntero encabeza la cápsula. En este esquema se trata de un auto de seguridad con mediana motorización y blindaje tipo 2. Los móviles de apoyo y piloto se ubican a ambos lados del móvil A, el cual transporta al dignatario. Es una alternativa que todos estos vehículos posean similares características exteriores en el caso de que se precise la implementación de una maniobra de distracción. A continuación se ubica el móvil UMPA, una UTIM sin identificación visible y cierra la cápsula, el grupo de operaciones especiales (GAT), que brinda cobertura de fuego en caso de atentado.

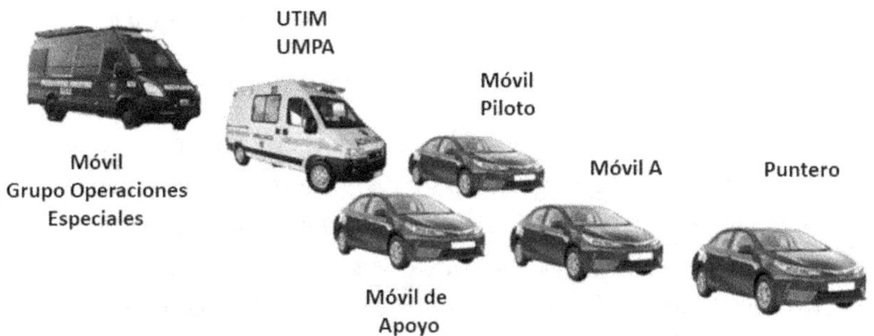

Copie el siguiente link en su navegador y acompáñeme en un recorrido a toda velocidad por una autopista dentro de la cápsula Presidencial durante el G20 Argentina. Es habitual que los traslados sean muy veloces dado que las calles en este tipo de eventos se encuentran despegadas de vehículos y los dignatarios tienen agendas muy ajustadas. Como se observa en el video, la ambulancia tiene dificultades para seguir este tipo de movimientos:
https://youtu.be/LzzxSLI6hqw

Bajo perfil o mínima expresión de seguridad

La pérdida de la privacidad y la libertad personal es una realidad inherente a los dignatarios. Por ello es muy frecuente la solicitud de limitar el número de escoltas o miembros de la comitiva para conservar momentos de mayor intimidad personal o familiar. A su vez, en el caso de reuniones que no deberían trascender por diversos motivos, es importante que el personal acompañante se encuentre reducido a su mínima expresión. Estas son situaciones típicas de las llamadas actividades de bajo perfil o privadas. En estos casos la custodia, sin dejar de lado el esquema de seguridad, implementará distintas estrategias dependiendo de los horarios, lugar de partida y arribo, entorno y clima, entre otros.

Una configuración habitual podría ser:
• Moto de seguridad no identificable.

- Móvil A.
- Dos o tres vehículos de seguridad sin identificación: piloto, apoyo y/o cierre.

En este caso, el equipo de seguridad se encuentra integrado por entre cuatro y seis efectivos, sin contabilizar a los conductores. Se ubican en los móviles piloto y de apoyo. Las UTIM UMPA son camionetas llamativas por su porte, motivo por el cual es usual que sigan los desplazamientos a una distancia prudencial por fuera de la caravana. El médico deberá ubicarse con su BAR en el asiento trasero de uno de los autos de custodia. Uno de los riesgos de esta distribución es que la ambulancia quede eventualmente detenida en el tránsito y demore su respuesta en caso de una emergencia.

En mi perspectiva personal como experto en seguridad, el médico no debería ubicarse en los autos de custodia. Se expone a un riesgo innecesario en caso de un ataque y compromete los movimientos del equipo de seguridad. El sitio ideal para maximizar la respuesta médica en caso necesario y con el objeto de proteger su integridad física es la ambulancia. Por otro lado, estos móviles también están conducidos por expertos en manejo defensivo y pueden colaborar con su gran tamaño en el resguardo del cierre de la caravana.

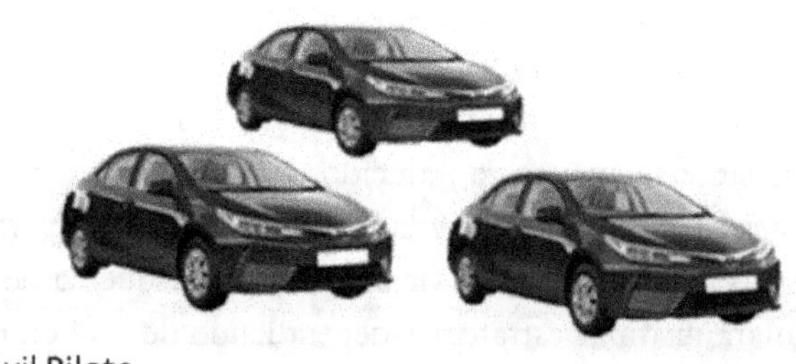

Modelo de mediana seguridad

A medida que el perfil y nivel de exposición de un funcionario disminuye, también lo hacen los recursos asignados a su seguridad. Las unidades médicas son patrimonio prácticamente exclusivo de los dignatarios o funcionarios de muy alto perfil. Es conveniente en estos casos contar con los relevamientos de los centros de salud de alta complejidad y proximidad. Debo destacar que la UMPA siempre ha facilitado este tipo información cuando le fue solicitada.

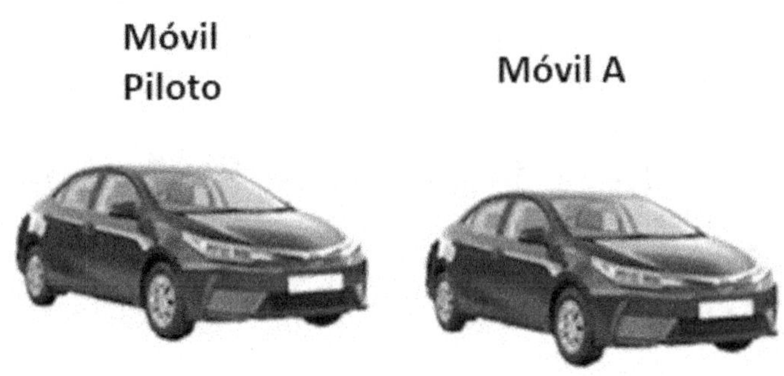

Integrantes de los móviles de seguridad y su preparación

En cada uno de los móviles de seguridad se ubican los miembros de la custodia, conformados generalmente por el conductor operativo, el jefe del móvil y uno o dos agentes de protección. El *jefe del móvil* es el responsable de la dotación y su funcionamiento. Es un avezado agente por su capacidad de observación del terreno y reacción ante circunstancias adversas. Coordina los movimientos para la cobertura del móvil A. *El conductor operativo* se aboca exclusivamente a pilotear el vehículo. Su entrenamiento lo convierte en un experto en manejo y maniobras defensivas. Utiliza el rodado como un arma en sí misma. Por último, los agentes de protección se ubican en el asiento trasero del rodado. Son los encargados de comprobar que el desplazamiento se desarrolle sin sobresaltos y detectar las posibles amenazas. Están entrenados en el uso de armas largas para repeler un eventual ataque.

El equipo en su conjunto repasa a diario la agenda, así como los servicios y recorridos coordinándolos con los demás grupos de trabajo. Antes de comenzar un desplazamiento terrestre se sigue un protocolo de preparación. Momentos previos a la partida deberán asegurarse de:

- Repasar la ruta y datos de la inteligencia de la avanzada.
- Chequear el funcionamiento adecuado del vehículo.
- Abrochar los cinturones de seguridad detrás del respaldo de los asientos delanteros. Esto es habitual para evitar que interfieran con los movimientos tácticos.
- Controlar las luces, balizas y sirenas.
- Controlar el equipamiento y el circuito de comunicación entre cada uno de los miembros del equipo.
- Colocarse los elementos de protección.
- Controlar y preparar el armamento necesario.

Finalmente, el líder de seguridad realizará un repaso global y asignará el lugar que ocupará cada móvil en la configuración de la caravana.

Entrenamiento y manejo de caravanas

Durante años he experimentado el orgullo de combinar mi tarea de campo con el área de capacitación de los nuevos integrantes del equipo. He dictado el curso básico de protección de dignatarios para miembros de otras fuerzas. La finalidad del mismo es lograr familiarizarse con las técnicas que llevan adelante los equipos de seguridad para complementar su formación o eventualmente postularse para integrar la custodia.

Revisaré en los próximos párrafos algunas de las características de la formación de los agentes de seguridad para la conducción de caravanas o cápsulas presidenciales.

Los conductores operativos son instruidos en forma permanente a fin de soportar el estrés bajo fuego y enfocar su respuesta. Durante las capacitaciones debatimos acerca de la máxima del "fight or flight" (lucha o huida), y analizamos cuál de las acciones es la más atinada dependiendo del tipo de agresión recibida. Al momento de un ataque armado los integrantes del equipo tienen la posibilidad de repeler el fuego o soportarlo bajo el blindaje y evacuar rápidamente al VIP del lugar. El grupo especial será quien deba intervenir inmediatamente, atraer el fuego y neutralizar al agresor. De esta manera permitirá que los vehículos de protección ejecuten su tarea principal y extraigan al funcionario hacia un lugar seguro. De todas formas, los equipos cuentan con el entrenamiento adecuado para repeler y contener el fuego, mientras se evacua al mandatario.

Los miembros de la brigada simulan en forma permanente diferentes escenarios de agresión. Los protocolos en el manejo de armas son propios de cada organización de seguridad. En la Argentina se entrena el llamado "tiro quirúrgico" con el objetivo de minimizar el riesgo para la población civil. En otros países la técnica es diferente, el paradigma consiste en saturar la zona de fuego con el consiguiente riesgo de importantes daños colaterales. Asimismo, se practica el tiro desde los vehículos en movimiento, aunque se considera más riesgoso para la propia dotación. De todas formas, existen maniobras de manipulación tanto para armas cortas como largas.

Ante alguna señal de riesgo durante los traslados se adoptan distintas actitudes. En principio, la velocidad es un factor que se utiliza a favor del equipo de seguridad. El movimiento complejiza la posibilidad de vulnerar la cápsula. A pesar de ello, hemos trabajado en desplazamiento, respetando las normas de tránsito con el riesgo implícito que ello conlleva. A continuación, enumeraré algunas de las maniobras que pueden ser utilizadas en el manejo táctico:

- Cerramiento: Es una maniobra de protección sobre el móvil A. Los rodados de apoyo y piloto se cierran sobre al vehículo del dignatario para evitar una agresión.
- Trompo o vuelta california: Marchando de frente, se realiza un giro

del volante al mismo tiempo que se coloca el freno de mano. De esta manera se bloquean las ruedas traseras permitiendo girar el coche 180 º.

- Jota del contrabandista: Consiste en acelerar marcha atrás y dar un giro brusco en 180 º grados para posicionar el vehículo hacia el lado opuesto.
- Desestabilización en marcha: Consiste en impactar con la trompa de uno de los móviles de custodia la parte trasera del vehículo agresor. Así se logrará desestabilizar su marcha y neutralizar la agresión.
- Embestir: Consiste en impactar el sector frontal del vehículo de custodia contra el agresor. El impacto se deberá realizar preferentemente a la altura de las ruedas, zona blanda que permitirá hacer girar al auto.

Por último, quisiera cerrar este capítulo con una reflexión con base en mi experiencia en el terrero, como docente y líder de equipos de seguridad. Haberme encontrado con un grupo de profesionales médicos con la misma visión de trabajo y profesionalismo nos permitió desarrollarnos de forma conjunta. Lo hicimos sin mezquindades, con el afán de sumar esfuerzos y complementarnos de la mejor manera posible. Realizamos entrenamientos y simulaciones, compartimos experiencias. En definitiva, nos preparamos para proteger al dignatario con los más altos estándares. La persistencia e iniciativa de la UMPA me permitió ser parte de un proceso continuo de mejoras en la preparación y logística que convirtieron a este equipo en uno de los primeros en lograr interacción a nivel nacional e internacional con servicios de emergencias y otras unidades médicas. Demostraron su perseverancia y energía en pos de la capacitación, asentando para las generaciones venideras una base de sustentación sobre la que realizar la tarea con los estándares de excelencia que merece.

Traful. La emboscada

Abordé el vuelo de las 6.20 hs con destino a Bariloche el 25 de diciembre de 2016. Esa Navidad iba a ser una de las tantas que se llevaba mi trabajo. La cena de Nochebuena fue muy expeditiva, debía acostarme temprano para salir al aeropuerto alrededor de las 4 de la mañana. Implanté en Bariloche a la espera de la llegada de la familia presidencial antes del mediodía. Comenzaba una actividad de cobertura médica prolongada fuera de las residencias oficiales. El destino, Villa La Angostura, una pequeña y pintoresca ciudad turística ubicada en la provincia de Neuquén (Patagonia Argentina). El presidente y su familia acostumbraban recibir allí el nuevo año.

Unos días después, el 28 de diciembre, se organizó una actividad en Traful, una villa turística ubicada a 60 km de La Angostura en la costa sur de su lago homónimo. Nos esperaba más de una hora y cuarto de una ruta serpenteante. No contábamos con información o detalles del evento. Ese día partí al amanecer con mi auto de alquiler equipado con mi BAR para aguardar la llegada del helicóptero oficial. Habíamos coordinado el implante con un equipo local en La Angostura. Hacía mucho calor como es habitual en diciembre. Unos kilómetros antes de llegar subí a mi auto a un oficial de alto rango de La Casa Militar, estaba algo fuera de estado y volvía caminando en traje luego de examinar la ruta hacia el pueblo. Al llegar comienzo a ver el enorme operativo de seguridad que había sido montado. Me llamó la atención, era un lugar retirado y habitualmente tranquilo. Realicé el relevamiento y visité el centro de salud local. Contaba con una sala de rayos X, un consultorio y medicación esencial oral y endovenosa. Hablé con el médico y el personal que allí se encontraba, todos fueron muy amables.

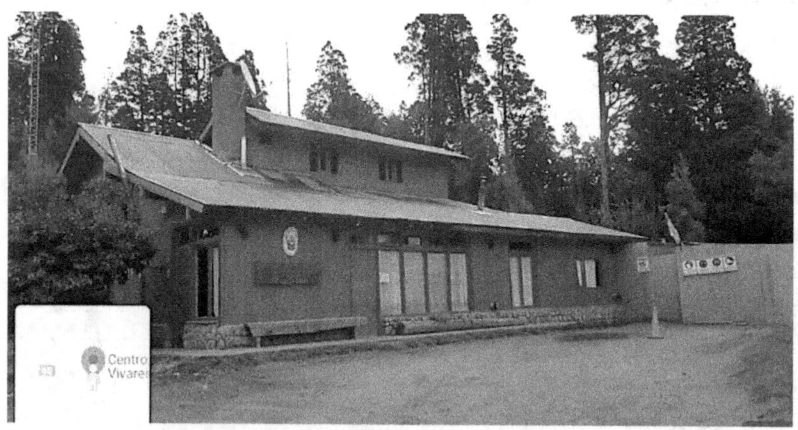

Centro asistencial en Villa Traful. Patagonia Argentina.

Pasaríamos poco tiempo en Traful. El equipamiento necesario estaba en mi Go Bag y en la ambulancia que habíamos solicitado para que nos acompañara. El operativo planeado ante una eventual derivación médica era virtualmente el mismo que para La Angostura, las situaciones complejas requerirían traslado aéreo a Neuquén capital. Obsevé las motos, los carros hidrantes, los autos de la custodia y ceremonial; gente que iba y venía en los preparativos. La ruta 65 que bordea el lago estaba cerrada desde unos metros al norte del lugar del acto hasta unos metros después del improvisado helipunto. El mismo se encontraba a unas tres cuadras aproximadamente del lugar asignado para el discurso, allí terminaba el extremo sureste del anillo de seguridad. El H llegó puntual, aterrizando sobre un área de concreto que funcionaba como bajada al lago para las lanchas. En ese momento, nos avisan que se efectuará un movimiento no previsto a un destino cercano que nadie conocía. El secretario con sus modos habituales, nos solicitó que la ambulancia no acompañara, sería algo breve y la cápsula debía ser mínima. Me subí rápidamente con mi BAR al asiento trasero de una SUV Chevrolet Captiva gris alquilada por el personal de seguridad. Un miembro de la custodia manejaba y el otro iba como acompañante. Observé detenidamente el ritual de preparación de los equipos y armamento. El presidente bajó del H y subió a una camioneta Mercedes Benz Sprinter blanca de uso civil, junto con su secretario y dos miembros de la custodia. Parten, raudamente como siempre.

*Recorrímos unos 300 metros por la ruta hacia el sur saliendo del anillo de seguridad y luego otros 300 más por un camino interno hasta un local de productos regionales. Nosotros no descendimos del vehículo. Luego de unos minutos SP salió de la tienda, subió a su camioneta tomando el lugar del acompañante y comenzamos a desandar el regreso por el camino de tierra, nuevamente hacia la ruta 65. La Sprinter iba adelante. En ese momento ví una columna de gente con pecheras verdes caminando sobre la ruta a la que nos dirigíamos. Aún desde el auto logré ver sus distintivos, pude reconocer los logotipos de ATE (Asociación de Trabajadores del Estado). Un sindicato que se caracteriza por sus posturas radicales y violentas. No se lograba divisar el principio ni el final de la columna. La camioneta blanca continuó avanzando y repentinamente quedó atrapada entre la gente. En ese momento un hombre empezó a gritar en tono desafiante "es **Macri**, es **Macri**". Los insultos no se hicieron esperar. No pude precisar cuántas personas eran, pero no menos de 40, tal vez incluso 50. El presidente con la ventanilla baja y gesticulando les pidió que se calmaran. No les importó, tenían claro para qué estaban ahí. La camioneta Mercedes Benz no podía pasar, el camino era muy estrecho y la gente comenzó a encimarse agresivamente sobre nosotros. Un auto gris se interpuso delante de la Sprinter lo que impidió definitivamente la posibilidad de una maniobra evasiva sin provocar daños o gente herida. Nos detuvimos. Miré alrededor, estábamos solos, no había nadie más del equipo de seguridad. Nos encontrábamos al menos a 300 metros de distancia y las comunicaciones fallaban por las características de la zona. En un rápido movimiento la SUV cubrió el lado derecho de la Sprinter donde estaba el presidente. Quedamos atrapados entre la camioneta y la muchedumbre. Noté que a pesar de resguardar el flanco, la ventanilla del presidente se encontraba por encima de la altura de nuestro vehículo. Aún lograba verlo haciendo ademanes. Empezaron a llover piedras y los insultos eran cada vez más fuertes. Una mujer se arrojó sobre el capot de nuestro auto para impedir nuestro avance, al tiempo que un hombre hacía lo mismo con la camioneta presidencial (ver imagen). Se escuchó el estallido de vidrios, no logré ver de dónde provenían. El oficial de custodia que se encontraba del lado del acompañante de mi vehículo se bajó para intentar calmar a la gente. En ese momento un manifestante intentó ingresar violentamente al auto. La custodia lo impidió. Lo comenzaron a golpear. Por un momento pensé lo peor, ante el grado de violencia a la que estaba* *siendo sometido supuse que podría desenfundar su arma. Observé que no atinó siquiera a mostrarla. Estábamos completamente expuestos. Intentaron abrir mi puerta que se encontraba trabada y arrancaron el espejo retrovisor derecho. Dentro de la turba alcancé a divisar una mujer con una cámara de fotos profesional provista de una enorme lente. Las piedras golpeaban el auto y pensé que mi vidrio pronto se rompería. Las camionetas no contaban con ningún tipo de blindaje o film de seguridad. Me tiré sobre el asiento para evitar ser alcanzado por una piedra. La cápsula comenzó a efectuar algunas maniobras, había un hueco para salir... Veo que un integrante de la custodia llegó corriendo desde el norte, intentó contener a la gente, pero lo golpearon impunemente. Traté de abrirle la puerta trasera para que suba y no lo logré, se encontraba trabada. Las camionetas salieron rápidamente e ingresamos al anillo de seguridad. Comenzaron a desplazarse hacia el sur los camiones hidrantes y la custodia. Mientras avanzábamos a alta velocidad y aun a los lejos pude notar los vidrios rotos. Mi respiración se detuvo por unos segundos, pensé que el Presidente no podría haber salido ileso de allí. En un segundo evalué todas las posibilidades, no sabía si se encontraría bien. Finalmente llegamos a la zona del acto. SP bajó tranquilo, como si nada, lo primero que observé fue su cabeza. No había rastro alguno de sangre, milagrosamente las piedras no lo habían alcanzado. Pudo haber sido un desastre. Comenzó a caminar a paso vivo y desapareció entre la gente para reunirse, tal como estaba planeado, con los guardaparques del lugar. En ese momento me pidieron que atendiera a uno de los integrantes de la custodia quien se encontraba en el centro de salud. Era el oficial que había visto ser golpeado por los manifestantes tan solo unos minutos antes. Lo hice con gusto, vi su postura ejemplar y su templanza a pesar de las agresiones físicas a la que había sido sometido. El dignatario concluyó su actividad con un llamado al cese de la violencia y partió de regreso a La Angostura. Recuerdo la profunda indignación de los habitantes de Traful. Ellos esperaban disfrutar de la primera visita de un presidente a su hogar. Sabían que esas personas no eran vecinos, que habían llegado con el único propósito de generar violencia. Ese mismo día se realizaron allanamientos en varias casas que habían sido alquiladas por el sindicato. En una de ellas se encontraron armas de fuego. Más de un año después de lo sucedido me citaron a declarar en la fiscalía de Zapala, Neuquén. Increíblemente nada sucedió con los agresores*

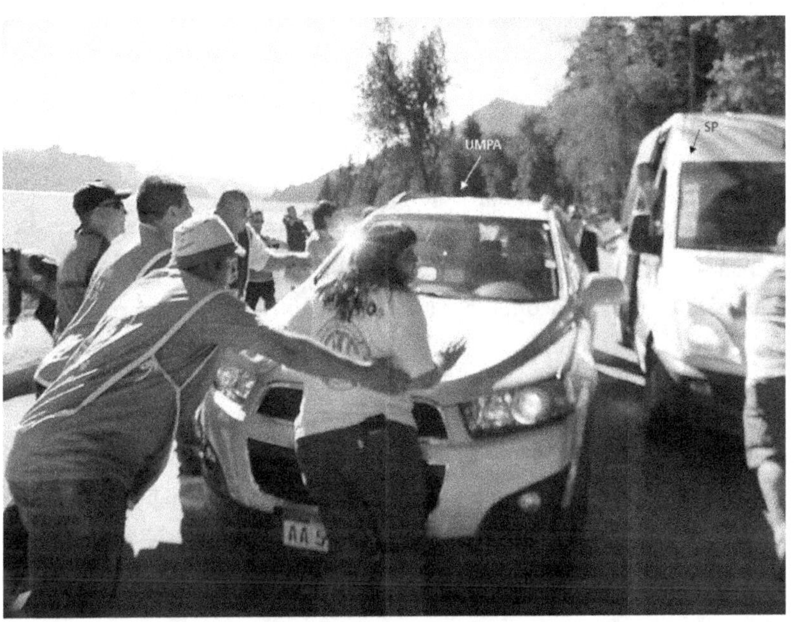

Chevrolet Captiva gris perteneciente a la custodia.

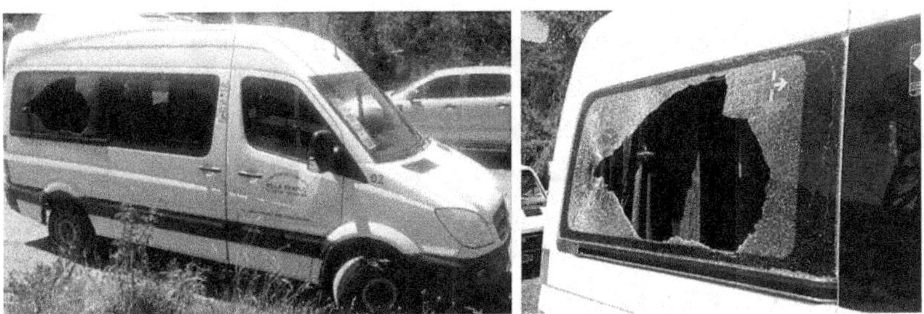

Mercedez Benz Sprinter que trasladaba al presidente[47].
Estado de la camioneta Mercedez Benz Sprinter luego de la agresión[48].

CHRISTIAN ADRIÁN CAROLI

La voz del Presidente

Coautora invitada: Micaela Méndez.
Lic. en Fonoaudiología[9]

La experiencia de cuidar y entrenar la voz de la máxima autoridad de un país, tan impredecible y desafiante como la Argentina, fue muy enriquecedora. El período transcurrido entre 2016 y 2019 fue una etapa plena de aprendizajes, vorágine, anécdotas y, sobre todo, compromiso profesional, emanado del orgullo de acompañar a un paciente con una gran responsabilidad. Conducir un país de 44 millones de argentinos. En el proceso de comunicación, los líderes políticos se conectan con la gente a través de los medios convencionales (periódicos, programas de radio y televisión, internet) y los nuevos medios de innovación tecnológica (páginas web, blogs, plataformas de vídeos, aplicaciones digitales, redes sociales, etcétera). Pero para llegar a los ciudadanos, la voz es la herramienta más poderosa de comunicación. Con la voz se habla, se grita, se recita, se anima, se ama, se lastima, se educa, se convence, se informa, se canta, se ordena, se conquista. La voz es el vehículo para la expresión de emociones e ideas y, es también, un medio esencial para vincularnos con las personas. Podemos conmover a los demás con una voz agradable y potente, y también generar rechazo en quienes nos escuchan. Por eso resulta ser un recurso muy valioso para un mandatario. Es el medio esencial de comunicación y conexión con su pueblo.

Con la voz hacemos declaraciones. Y las declaraciones están relacionadas con el poder. **El poder para comunicarnos**, el poder para curar, como hacemos los profesionales de la salud declarando a los pacientes "estás sano o enfermo"; el de un maestro declarando a su alumno "estás aprobado o desaprobado"; el de un juez al declarar "culpable o inocente", o el de un Jefe

---

9   Es Licenciada en **fonoaudiología** y entrenadora en comunicación y lenguaje no verbal. Se desempeño como staff en el Hospital Rocca de la Ciudad de Buenos Aires (CABA) dedicada a diagnóstico y tratamiento de patología vocal (2008 a 2013). Asesora en comunicación en la Jefatura del Gobierno de la CABA (2013 a 2015) y Directora de Gestión Comunicacional (en Presidencia de la Nación Argentina 2016-2019)

de Estado cuando declara "la casa está en orden"[10]. El poder para cambiar el mundo y hacerlo mejor. La acción de alzar nuestra voz y hacer una declaración, genera una nueva realidad. En los Jefes de Estado, esta capacidad viene dada por la autoridad que el pueblo le otorga al mandatario, validando esas declaraciones. Con la voz podemos cambiar el mundo.

La voz de un dignatario la podemos clasificar dentro de las denominadas voces profesionales. Esto significa que requiere de ciertos cuidados y de una exigencia diferente a la del ciudadano de a pie. Por ello, es que la salud vocal de un mandatario es clave. Todo líder político debe cuidar su voz. Cuidarla y educarla es fundamental para una comunicación efectiva.

¿Cómo se cuida y protege la voz de un dignatario?

Me desempeñaba como fonoaudióloga en el Hospital Rocca desde el año 2009, mi carrera tomó un giro vertiginoso en el año 2011 cuando fui premiada en el "programa Valores" por el Estado porteño por el desarrollo de terapias alternativas para pacientes con stroke. Posteriormente me convocaron al equipo de comunicación gubernamental, el entonces Jefe de Gobierno de la Ciudad de Buenos Aires se perfilaba como candidato a presidente. Las apariciones públicas fueron creciendo en la ciudad y en el resto del país, con más exposición y múltiples discursos al día. Había necesidad de cuidar su voz como instrumento principal para llegar a su gente. Una nueva etapa comenzaba, me convocaban para trabajar en Presidencia.

La tarea de protección de la salud vocal de un mandatario se inicia, de acuerdo a mi experiencia, con la elaboración de un protocolo de evaluación, diagnóstico, control y seguimiento. Además de un plan de tratamiento preventivo y tradicional de la voz y la audición.

En primer lugar, se realiza una valoración exhaustiva del sistema fonatorio. Consiste en la inspección general y visualización del estado ana-

---

10   Famosa frase del Presidente argentino Raúl Alfonsín luego de controlar el levantamiento militar durante la semana santa de 1987.

tómico y funcional de las vías aéreas superiores e inferiores. También la musculatura respiratoria involucrada en la fonación y los oídos.

A continuación, describiremos los aspectos de evaluación de la voz, basado en el protocolo básico del "Comité de Foniatría de la Sociedad Laringológica Europea": Examen de cuerdas vocales por video-estroboscopía, análisis perceptual, aerodinámica y eficiencia, análisis acústico y valoración subjetiva por el paciente.

1 - Examen de las cuerdas vocales: Indicado en caso de presencia de sintomatología laríngea de 15 o más días de evolución (como disfonía, carraspera, tos, ardor, picazón, etcétera) que requiera la realización de:

- Nasofibrolaringoscopía: Procedimiento que consiste en el estudio endoscópico de las estructuras de la nariz, boca y laringe.
- Videoestroboscopía: Estudio que permite visualizar las cuerdas vocales en cámara lenta y evaluar características finas de su movimiento y vibración mediante una endoscopía que emite destellos luminosos a intervalos precisos.

  Estas pruebas son realizadas en conjunto con el médico otorrinolaringólogo a fin de obtener el diagnóstico de las cuerdas vocales y el aparato fonatorio en general.

2. Análisis psicoacústico o perceptivo de la voz: Consiste en la apreciación subjetiva de las características de la voz (timbre, frecuencia, intensidad y ritmo). Esta valoración de los parámetros se realiza mediante diferentes modalidades, solicitando al paciente la emisión de:

- Voz espontánea: Conversación con el paciente
- Voz en lectura: Leer en voz alta un texto.
- Voz en series automáticas: Una progresión de enunciados como los días de la semana.
- Voz cantada: Entonar una melodía.
- Voz de mando: Se solicita la emisión de una orden desde lejos. Esta prueba resulta útil para poner de manifiesto el esfuerzo vocal, la pro-

yección de sonido de la voz, así como la presencia (o no) del apoyo costo-diafragmático.

3 - Observación de la corporalidad: En todos los pacientes realizo un análisis corporal. Esto implica la observación del modo de andar del sujeto, biotipología, postura, actitud escénica, zancada, tensiones, pisada plantar, asimetrías corporales, etcétera.

4 - Protocolo de evaluación vocal aerodinámica, eficiencia glótica y otros.

PROTOCOLO DE EVALUACIÓN VOCAL

RESPIRACIÓN
Tipo respiratorio
Modo respiratorio
Tiempo máximo de fonación vocal a - i u   VN: 15 a 20 seg. A; 10 seg. Ñ
Duración del soplo **S**   VN: 20 a 25 seg.
Relación e áfono/e sonoro
Indice **S/Z**:   VN: 1
Apoyo costodiafragmático
Coordinación fono-respiratoria

ORGANOS FONOARTICULATORIOS
Estado anatômico funcional de paladar óseo y blando - implantación dentaria- labios-lengua- mandíbula- velo del paladar

ESCALA PERCEPTUAL RASAT
ronquera-astenia-soplo-aspereza -tensión-inestabilidad

EMISION VOCAL

Ataque vocal
FO habitual
Tesitura
Extensión vocal
Zona de pasaje
Manejo de Intensidad suave media alta
Falsete
Ritmo
Fluidez
Articulación
Báscula laríngea
Canto
RESONANCIA Prueba Espejo de Glatzer - Prueba de Rosenthal
POSTURA tono muscular- hipertonía- hipotonía- asimetrías

En el caso de antecedentes de patologías respiratorias o sintomatología compatible es recomendable efectuar una espirometría. Se trata de un estudio sencillo, no invasivo, ambulatorio, indoloro y solo demora unos minutos. Se utiliza un dispositivo manual denominado espirómetro que mide la cantidad de aire que pueden retener los pulmones (volumen de aire), y la velocidad de las inhalaciones y exhalaciones durante la respiración (velocidad del flujo de aire).

5 - Análisis acústico objetivo de la voz y el habla: La grabación de la voz del mandatario es esencial al inicio, durante y al finalizar la gestión a fin de preservar la salud vocal. La misma requiere de una computadora, un preamplificador y un micrófono. En cuanto a las condiciones de grabación, se sugiere un tipo de micrófono con una respuesta lo más plana posible (caracterizado por no alterar las frecuencias) y debe colocarse a 20 cm. de distancia de la boca del paciente[11]. Además, deberá tenerse en cuenta la comodidad postural, evitando la hiperextensión del cuello. Los parámetros a medir son: el habla conectada, la emisión sostenida de las vocales, de un glisando de la vocal "a", y por último de frases fonéticamente balanceadas usadas en el español del castellano rioplatense. Con la muestra de la grabación obtenida, se realiza un análisis acústico objetivo. Para ello existen varios programas. El software PRAAT es, a mi juicio, el más robusto y confiable. Se analizan diferentes parámetros de la voz como: el espectrograma de banda estrecha (presencia de ruido según Yanagihara y subarmónicos) y banda ancha (formantes), y los parámetros acústicos de la voz: jitter, shimmer, relación armónico-ruido, frecuencia fundamental (cuantitativo).

---

11   Recomendado por el Comité para la prueba de función fonatoria de la Sociedad Japonesa de Logopedia y Foniatría.

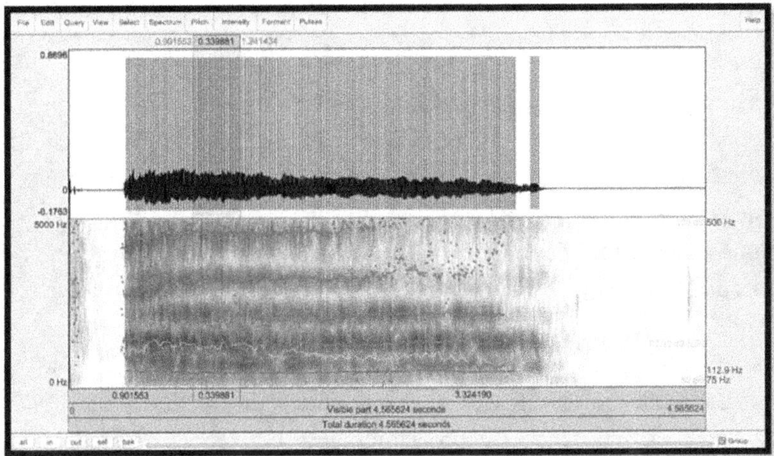

Análisis acústico objetivo de la voz o fonetograma.

Este estudio permite obtener registros y compararlos. Por ejemplo: antes y después de un tratamiento o intervención quirúrgica; o al inicio y final de un discurso o gestión.

6- Examen auditivo: se evalúa mediante la otoscopia, el examen visual directo del conducto auditivo externo y la membrana timpánica. Junto con el otorrinolaringólogo se efectúa la exploración de ambos oídos y nariz. Además, la fonoaudióloga debe realizar una audiometría tonal para obtener los umbrales auditivos de ambos oídos y todo el campo auditivo mediante una logoaudiometría, timpanometría e impedanciometría. De esta manera determinará el estado del oído medio, la agudeza auditiva y discriminación de la palabra hablada. Sugerimos realizarlo al inicio de la gestión, con controles anuales según la necesidad y situación del paciente.

Oír bien, hablar mejor

Sin una audición sana, no es posible lograr una voz de calidad. Contar con una buena audición permite tener control fonatorio. El oído ejerce una función de fiscalización sobre la voz, específicamente sobre la intensidad y el tono de la emisión. La información auditiva que se transmite desde el oído hasta la corteza cerebral, permite al sujeto ajustar su producción. Esto es posible gracias al reflejo cócleo-recurrencial.

Cuando el orador se encuentra en mítines concurridos o al aire libre, inevitablemente debe elevar el tono y la intensidad vocal al perder su retorno. Esta situación conlleva una mala calidad de emisión y mayor esfuerzo vocal, aumentando (inconscientemente por reflejo natural) el volumen de su voz. Se produce una sobrecarga del sistema fonatorio y un esfuerzo extra en el funcionamiento laríngeo.

Por otra parte, debe prevenirse la exposición repetida a ruidos intensos dado que pueden dañar y generar pérdida auditiva. Por naturaleza, el oído se protege a si mismo ante la intensidad del sonido cuando supera los 85 dB. Lo mismo sucede con la laringe, cuando el individuo realiza algún esfuerzo vocal excesivo manifestándose a través de síntomas como la disfonía. Por último, los viajes habituales en avión y helicóptero pueden generar barotrauma al producirse cambios bruscos de presión entre la parte interna y externa del oído en despegues y aterrizajes. Esta diferencia de presión se compensa a través de la trompa de Eustaquio excepto cuando se encuentra parcialmente obstruida como suele ocurrir en los cuadros catarrales de vías aéreas superiores.

Los ejercicios para la protección del oído en vuelo son:
* Beber repetidamente pequeños sorbos de agua
* Hacer la maniobra de Valsalva (taparse la nariz con los dedos índice y pulgar manteniendo la boca cerrada). Al mismo tiempo se debe espirar el aire empujando hacia afuera suavemente. La trompa de Eustaquio se abre y se logra compensar la presión.
* Tragar saliva.
* Masticar caramelos o chicles ya que la deglución activará los mús-

culos encargados de la apertura de la trompa de Eustaquio y equilibrará las presiones.

- Bostezar de manera voluntaria.

Tal como lo indica el dicho popular y más aún en el caso de un primer mandatario el tiempo es oro. Recuerdo algunos traslados en helicóptero de 15 minutos desde la Casa Rosada a RPO o Base Aérea Militar Aeroparque (BAMA) cuyo tiempo estimado de vuelo era 8 minutos aproximadamente. Con frecuencia ese era el tiempo disponible para las prácticas. Dentro de mi maletín de recursos siempre tenía preparados guantes, baja lenguas, corchos de vino y ejercicios vocales de tres minutos de duración. Era un desafío de eficiencia. Una carrera contra el tiempo y el ruido constante de los motores que dificultaban la práctica. Sin embargo, la ciencia y el arte estaban de nuestro lado. Finalmente, el objetivo de mejoría vocal o auditiva se lograba. Por otro lado, en el trayecto era imposible no apreciar las vistas más lindas de la reina del Plata. Buenos Aires es única.

Por último, el trabajo multidisciplinario es fundamental para el cuidado y/o tratamiento de la voz y audición de un mandatario. Por ello valoro y destaco a todo el grupo de profesionales de la Unidad Médica Presidencial por la tarea de intercambio y aprendizaje mutuo.

Corría el mes de septiembre de 2019 y a la intensa actividad de Gobierno se sumaba a la campaña presidencial. Compartíamos con Christian cierta preocupación acerca de la leve disfonía que presentaba el Presidente. Me sugirió la posibilidad de aplicarle una dosis de corticoides. Lo conversamos y decidimos esperar. Mientras tanto, ganaba tiempo para hacer foco en la higiene vocal indicando hidratación y ejercicios de resistencia a fin de que la voz se sostuviera estable por más tiempo. El primer fin de semana de octubre el dignatario se encontraba jugando su clásico medio tiempo de fútbol con amigos. De pronto un rival lo derriba con una fuerte patada. Cae de espaldas. Hubo tensión en el aire, el golpe fue inesperado. El dolor empeoró durante la tarde, el Presidente acarreaba una lumbalgia de larga data. La Unidad Médica se ocupó de darle el mejor tratamiento, el cual incluía corticoides. Recuerdo que Christian me llamo para avisarme y me dijo: "Ya no tendrás que preocuparte por la disfonía, seguro también mejorará" [12].

---

12   Los corticoides poseen un potente efecto antiinflamatorio y suelen mejorar notablemente los cuadros de disfonía por inflamación de las cuerdas vocales.

El discurso

La voz de un mandatario presenta diversas modalidades de uso, requiere versatilidad para adaptarse a los diferentes contextos. Las emisiones vocales serán física y emocionalmente distintas según los escenarios y contenidos.

1- Tipos de discurso

Lo que se dice en el espacio público y en relación con lo que en él ocurre constituye un discurso político. Algunas formas del mismo son:

- La alocución breve de carácter introductorio: Usada al comienzo de celebraciones o inauguraciones.
- Los discursos de gestión e institucionales: Se trata de alocuciones con referencias técnicas y administrativas, tanto a nivel nacional como internacional, como puede ser la Apertura de las Sesiones Parlamentarias.
- Los actos políticos de campaña: Cuya intención es la de encender el ánimo de las masas.
- Los debates políticos: Estas discusiones llevan de manera implícita la confrontación con el oponente, motivo por la cual demandan gran capacidad de atención, rapidez mental y preparación de los contenidos a tratar.

La voz del Presidente iba a sonar en el Congreso por cadena nacional como todos los 1ro de marzo. Yo me ubicaba en el bastonero, detrás del telón rojo, en la antesala del recinto de la Cámara de Diputados. Hacia el costado derecho, el personal de Ceremonial y Protocolo colocaba una mesa con un televisor junto a una jarra de agua. Cuando SP ingresó por el pasillo de la antesala choqué su mano para desearle éxito en la pronunciación del discurso. Como en todas las apariciones públicas de mis pacientes, sentí esa adrenalina profunda que me atravesó el cuerpo y el alma. Similar a la ansiedad que experimentan los padres ante los nuevos desafíos que enfrenta un hijo. Solo cuando concluyó el discurso y escuché el "muchas gracias" junto a los aplausos, respiré profundamente.

2- Expresividad del discurso

La voz se modifica según el objetivo o interés que persigamos con la alocución. Esa intención que subyace en todo acto comunicativo tiñe de emocionalidad la palabra, el discurso que se pronuncia. La voz se transforma de acuerdo al énfasis, las pausas, la velocidad del habla. Mientras que, en un contexto triste o melancólico, la gama tonal se restringe, baja la intensidad y velocidad del habla; en contextos más alegres y animados, el tono, ritmo e intensidad se elevan.

Se dice que un gesto vale más que mil palabras. Aún recuerdo las reuniones de los líderes mundiales en el G20. Fueron días intensos, de mucho esfuerzo. Jornadas agotadoras, pero inolvidables. En cada evento en el que sonaba el Himno Nacional Argentino era inevitable emocionarse. El punto cúlmine ocurrió el día de la gala en el Teatro Colón. Fue especial, mágico. Las lágrimas del Presidente, que se encontraba de pie con su mano sobre el corazón desde el palco del teatro, fue **el gesto** *que ninguna cámara dejó de tomar. Los aplausos sonaban al unísono de las voces que gritaban "¡Argentina, Argentina, Argentina! Y la emoción nos atravesó a todos.*

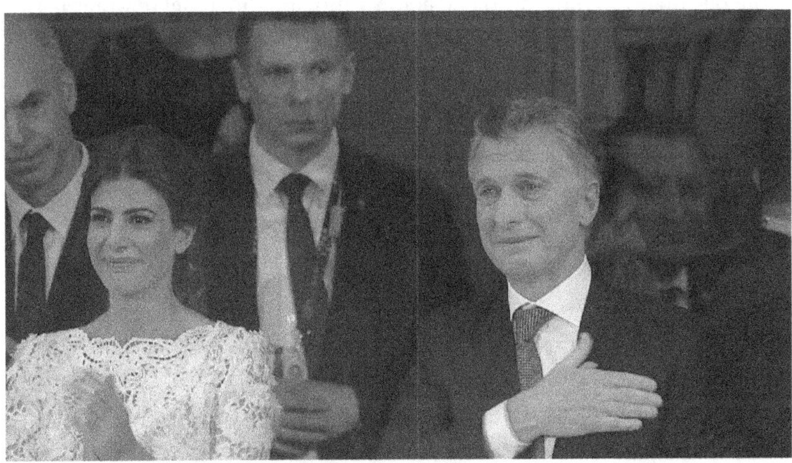

Teatro Colón. G20 Argentina. Diciembre de 2018[49]

3- El contexto del discurso

El marco bajo el cual se pronuncia el discurso puede ser influenciado por múltiples circunstancias:

- El momento del día y época del año.
- La posición del orador e instrumental de apoyo técnico.
- Particularidades del ambiente y/o el lugar.

El ***momento del día*** es un factor de influencia y cambio sobre la fonación. Naturalmente la misma se modifica a lo largo de la jornada. Durante la mañana, las voces se perciben más oscuras, con cierta ronquera y menor proyección, mientras que con el transcurso de las horas la voz se aclara, se apropia de armónicos y es más sonora. Por ello, se recomienda realizar las grabaciones de mensajes pasado el mediodía. Además, la coyuntura de un país tiñe nuestra disposición a la escucha según el estado de ánimo social y político. La voz deberá adaptarse a la emocionalidad colectiva según se comuniquen buenas o malas noticias.

Otra cuestión a tener en cuenta es la ***postura.*** Si el discurso se pronuncia de pie o sentado se modifica la posición y funcionalidad del diafragma (músculo principal de la respiración) determinando cambios en la fonación y por ende en el mensaje que se pretende transmitir. Aquí también interviene la utilización de ***materiales técnicos*** como apoyo del discurso: micrófonos, teleprompter, atriles, etcétera.

Las ***características acústicas del ambiente*** también condicionan el discurso. Si es al aire libre, las condiciones extremas de temperatura; o en caso de un ambiente cerrado la calefacción o refrigeración y la eventual presencia de factores irritantes como el humo o el polvo. La intensidad y persistencia del estrés, especialmente en las campañas, conducen inevitablemente a la fatiga vocal con la consecuente aparición de disfonías por esfuerzo o tensión muscular. Regular la fonación es fundamental para prevenir futuras patologías.

Un ejemplo de lo anteriormente mencionado sucedió en diciembre de 2016 cuando el Presidente debió ser sometido a una microcirugía láser para extraer un pólipo benigno de sus cuerdas vocales. Durante las semanas previas se lo escuchó disfónico y hasta en una conferencia de prensa tuvo que disculparse porque sus palabras eran inaudibles. El Jefe de Estado había confesado que su falta de voz se debía a los gritos de alegría por el triunfo del equipo argentino en la Copa Davis y por la victoria de Boca Juniors en el superclásico ante River Plate. Otros, en cambio, sostuvieron que se debía a un exabrupto en un juego de cartas con amigos.

Entrenamiento vocal

Así como un deportista se entrena y prepara muscularmente, también los líderes políticos deben ejercitar el uso correcto de su voz para mantener la laringe saludable, adquirir resistencia vocal y prevenir eventuales trastornos. Aunque resulta complejo por la ajetreada rutina del mandatario, lo ideal son sesiones semanales de alrededor de media hora. Muchas veces contaba solamente con 3 a 7 minutos. En condiciones ideales entrenábamos en su despacho, pero solía aprovechar los tiempos durante los traslados en la cápsula, helicóptero, avión o en los pasillos de la Casa de Gobierno.

El fonoaudiólogo especialista en voz o "vocal coach", prepara fisiológicamente al aparato fonatorio del paciente para la actividad muscular intensa: exposiciones públicas diarias, grabaciones de voz, reiteradas audiencias, entrevistas, etcétera. Dentro las prácticas se incluyen el calentamiento, el entrenamiento (propiamente dicho) y el enfriamiento vocal. El plan de ejercicios debe ser individualizado y adaptado en función de la problemática y la disponibilidad de agenda del VIP. A continuación, presentamos un modelo general de trabajo:

a) **Calentamiento de la voz o "warm up":** Contribuye a la higiene vocal de los mandatarios. El warm up, es el inicio de una rutina de ejercicios (de tipo respiratorios, vocal y de relajación corporal) de 15 minutos de duración aproximadamente. El objetivo es calentar y elongar la musculatura laríngea preparándola para el trabajo. Reduce el esfuerzo fonatorio y aumenta la intensidad vocal, facilitando el paso a los tonos agudos, manteniendo la lubricación de la vía aérea superior y coordinación fonorespiratoria. Evita posibles lesiones, previene la fatiga muscular-vocal y la sobrecarga de la laringe. Por otro lado, produce una mejor calidad sonora, control de la voz y aducción de las cuerdas vocales. Entre ellos podemos mencionar:

- **Ejercicios de relajación diferencial:** Consisten en movimientos de rotación de cabeza, cuello, hombros y musculatura oro-facial.
- **Ejercicios respiratorios:** Se encuentran asociados a la relajación corporal. Favorecen el modo respiratorio nasal, mixto y costo- diafragmático. Una vez logrado el equilibrio muscular y postural respiratorio se continúa con la laringe.
- **Ejercitación de vocalizaciones:** se utilizan sonidos nasales como M, N Ñ y sonidos vibrantes para mejorar la onda mucosa (con vibración lingual y vibración labial). Estas escalas de sonidos pueden hacerse con apoyo de un piano o teclado musical usando terceras mayores ascendentes y descendentes. También pueden utilizarse sirenas (glisando) ascendentes y descendentes, con diferentes sonidos facilitadores asociados. Por último, pueden agregarse ejercicios de agilidad articulatoria, trabalenguas, entre otros.

b) Entrenamiento de la voz. Una vez realizado el warm up, se comienzan los ejercicios vocales. Consisten en efectuar escalas musicales similares a las que se usan para el trabajo vocal del canto. Ejemplo: escalas de intervalo de 3º en staccato con sonidos explosivos sordos bilabiales "pi-pi-pi" que tienen como objetivo favorecer la flexibilidad y equilibrio vocal, así como la precisión articulatoria. Los ejercicios de straw o fonación en tubo, son excelentes para obtener resistencia vocal, como así también la vibración lingual sostenida o en glisando. En esta etapa del entrenamiento se agregan prácticas de flexibilidad, de formación de la percepción de resonancias y ejercicios isométricos enfocados en optimizar el funcionamiento de las cuerdas vocales.

c) Enfriamiento vocal o cool down.

Durante el habla prologada, el flujo sanguíneo a la laringe se incrementa. Detener inmediatamente la emisión después del uso intensivo y prolongado genera una carga sobre las cuerdas vocales. En analogía con el ejercicio físico, después de correr durante un período prolongado de tiempo, un atleta continúa la actividad con una caminata suave durante varios minutos sin detenerse bruscamente. De la misma manera, lo hacemos en el entrenamiento vocal. El uso del sonido nasal bilabial M, de manera suave, relajada y sostenida ("mmmmmm"), resulta una buena forma de enfriamiento.

d) Ejercicios auditivos: En el caso de viajes aéreos frecuentes, se indican ejercicios para ayudar a compensar las diferencias de presión como se ha mencionado previamente.

Medidas de cuidado de la voz de un mandatario

Las técnicas de cuidado están incluidas en el marco de la medicina preventiva y dentro del concepto de higiene vocal. Implican una práctica de conductas que no dañen la laringe *(Jackson-Menaldi, 1992)* y prevengan la aparición de alteraciones o molestias. Entre ellas podemos mencionar:

- **Entrenarse en técnica vocal.**
- **Evitar el uso intensivo de la voz**: Los comportamientos traumáticos como hablar sin descanso, elevar el tono de voz, gritar, toser con fuerza, carraspear y el ataque vocal brusco (inicio de la fonación con excesiva presión y tensión muscular) deben procurar evitarse.
- **Descanso**: La fatiga general se refleja en la voz produciendo hipotonía por cansancio, un tono vocal más grave y soplo. Es clave el reposo entre 7 a 8 horas diarias.
- **Hidratarse**: Para una vibración eficiente de las cuerdas vocales la mucosa laríngea debe estar lubricada. Deben ingerirse de dos a tres litros de agua al día. Pueden utilizarse humidificadores si el ambiente es seco o calefaccionado.

- **No fumar:** El tabaco es un factor irritante de las cuerdas vocales y aumenta el riesgo de padecer cáncer de la vía aerodigestiva. También pude producir el denominado edema de Reinke[13].
- **Limitar el consumo de cafeína, teína, alcohol**: Su exceso tiene acción diurética y reduce la hidratación de las cuerdas vocales. El alcohol es un irritante, produce reflujo y congestiona la mucosa laríngea.
- **Cuidar el estrés:** La voz se relaciona con las emociones. Se recomienda la utilización de técnicas de relajación y respiración.
- **Alimentación sana**: La dieta equilibrada favorece un estado saludable y digestión adecuada. Es recomendable ingerir alimentos de fácil asimilación antes de hablar en público. Se desaconsejan comidas muy picantes o condimentadas pues producen reflujo.
- **Actividad física:** Hacer ejercicio regularmente para mantener buena salud. Si realiza actividad física isométrica, mantener el flujo de aire en forma suave para cuidar el esfuerzo laríngeo por función esfinteriana.
- **Prestar atención a la aparición de síntomas vocales**.

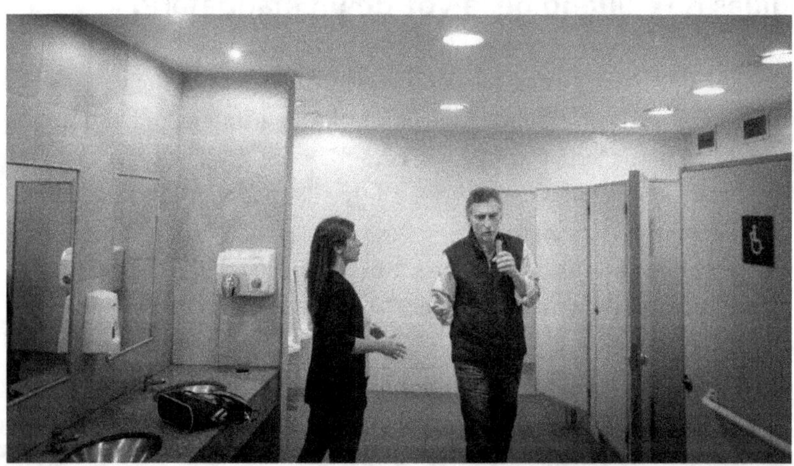

fuente: la política online

---

13   Son lesiones en las que se produce un cúmulo de líquido fluido, gelatinoso, bajo la cubierta mucosa de las cuerdas vocales. Son generados por fenómenos de inflamación crónica debidas al abuso vocal y al consumo importante de tabaco que encontramos en más del 90% de los pacientes.

2014 - Bunker de Costa Salguero, Ciudad de Buenos Aires. El lugar donde el Pro (Propuesta Republicana), joven partido político argentino, solía realizar sus mítines. Estábamos en plena ebullición de la campaña a la Presidencia de la Nación. La Argentina definía una vez más su historia en las urnas. Había llegado, como de costumbre, dos horas antes que el entonces Jefe de Gobierno de la Ciudad de Bs.As. La antelación me permitía visualizar con detenimiento el escenario, las luces, la disposición de las cámaras y la sonoridad del lugar. Me tomaba mi tiempo para intercambiar ideas con los equipos de trabajo y, sobre todo, para percibir y respirar las energías del ambiente y la gente. El candidato arribó como de costumbre rodeado de custodios y colaboradores. Debíamos pasar a un salón para ensayar. "No hay salas libres, ¿a dónde nos dirigimos?" le preguntó a un oficial de la custodia. El hombre comenzó a girar, visiblemente intranquilo, en busca de un espacio. "¡A ese baño! ¡Utilicemos ese baño!, le dije. La acústica es buena y no hay nadie". No era el lugar perfecto, pero nos serviría para salir del apuro. Chequeé el lugar y efectivamente estaba vacío. Teníamos solamente ocho minutos para repasar el "speech". El jefe de gobierno comenzó a improvisar. Mientras dábamos énfasis y pausas al discurso, le di mi teléfono celular para simular un micrófono. La postura corporal y gestualidad siempre es importante. En ese preciso instante un fotógrafo inmortalizó el momento. El discurso fue un éxito. Nadie imaginaba que, en pocos meses, Mauricio Macri asumiría al frente del nuevo Gobierno Nacional.

Notas bibliográficas del capítulo

- Boone, D, Is your voice telling on you? How to find and use your natural voice. Ed San Diego, Singular, 1997 pp 5.
- Boone D R. "La Voz y el Tratamiento de sus alteraciones. Ed. Panamericana. Bs. As. 1992. 2º Edición
- Behlau M., "O libro de especialista, Editorial Revinter, vol 1, (2004)
- Behlau , Pontes: avaliacao e tratamento das disfonías 1995..
- Behlau M. y Pontes P. Evaluación y tratamiento de las Disfonías. Ed. Lovise. 1995.
- Cobeta, I; Núñez F.; Fernández, S., (2013). "Higiene Vocal". *In:* (ed), *Patología de la Voz*. 1st ed. España: SEORL PCF. pp.(483 – 488).
- Jackson Menaldi C –"la voz patológica" , Editorial Panamericana, Bs.As. 2002
- Jackson A. Menaldi, C. M. e col. 1992 - La voz normal - Buenos Aires, Editorial Médica Panamericana S.A.
- Le Huche, F; Allali, A. La Voz 2. Patología Vocal: Semiología y Disfonías Funcionales. Ed. Masson. 1994. Barcelona, España.
- Morrison MD, Rammage, LA, Muscle misuse voice disorders : Description and classification. Acta otolaryngol (Stockh) 113 : 428-434, 1993.
- Pinho S. , Fundamentos em Fonoaudiología. Ed. Guanabara Koogan, 2º Edición, Río de Janeiro 1998, 2003.
- Programa Praat: software de análisis acústico objetivo de la voz http://www.fon.hum.uva.nl/praat/download_win.html
- Stemple, J.C. Principles of voice therapy. In Stemple J.C. Editorial: Voice Therapy, Clinical Studies. St. Louis, Mosby Year Book, 1993

COVID 19. Pianistas manejando autos de F1

La formación de un líder, como es el caso de un presidente o un primer ministro, implica o mejor dicho debería implicar, no solo el equilibrio entre la gestión eficiente y el manejo político, sino una formación académica que le permita contar con recursos acerca de diferentes temáticas. Un líder debe poseer una vasta cultura general, al menos de mediana profundidad y mantenerse inteligentemente informado. Debe ser una persona ávida por el conocimiento, con herramientas intelectuales que le permitan adaptarse y tomar decisiones. Aunque también deberá ser capaz de formar equipos y permitir con humildad que lo asesoren, maximizando así su rol. Un dignatario no puede saber todo ni poseer respuestas espontáneas y acertadas acerca de cualquier tema. Los sabios de los cuentos o los oráculos griegos son románticamente bellos, pero no son reales. Por otro lado, es saludable que un mandatario conozca las limitaciones de su conocimiento. Debe contar con la sapiencia necesaria para determinar el momento de pedir ayuda. En la vida real, los oráculos están conformados por comités de personas de carne y hueso, asesores, científicos y técnicos, que han dedicado gran parte de su vida a estudiar una ciencia o un tema.

En lo estrictamente personal me asombro al ver cómo personas sin formación o experiencia política alguna, deciden de un día para el otro aspirar no a un peldaño político menor, sino a un cargo de gran envergadura y máxima responsabilidad. Se postulan o aceptan posiciones para las cuales jamás se prepararon. Pienso que manejar un país es como conducir un auto de Fórmula 1, una máquina extremadamente potente y compleja. Un vehículo que requiere toda la atención del piloto para guiarlo en la dirección adecuada. Llegar a la meta no solo implica saber manejarlo, sino también requiere conocer íntimamente su funcionamiento, honrando a su vez a todo el ejército de ingenieros que, luego de décadas de estudio y desarrollo, lograron ensamblarlo. Expertos que conocen en profundidad de qué se trata y cómo funciona cada una de las piezas que se encuentra bajo el capó. Un pequeño ruido puede ser la primera señal para que un piloto avezado perciba que algo anda mal y detenga la marcha para una revisión anticipada en boxes, evitando de esa manera un accidente. En YouTube podemos encontrar cientos de videos de veloces autos italianos despedazados por aspirantes a grandes pilotos. La presidencia de una nación es, virtualmente, como ponerse al mando de un auto de F1. Instantáneamente se tiene al alcance de las manos cada uno de los controles, botones y perillas que permiten cambiar rápidamente la realidad de millones de personas. Lo he visto y lo veo, no puede ser más literal. El poder se encuentra concentrado, en última instancia, en las manos de una sola persona, aun en las democracias modernas. Los líderes pueden hacer el bien tomando decisiones acertadas o todo lo contrario si su juicio no es el correcto. Por ello, los pilotos de F1 han transitado una vida ligada al automovilismo. Conociendo su entorno, su esencia y espíritu. Seguramente, comenzaron desde muy pequeños, corriendo en el patio de su casa montados en un triciclo. El conocimiento sobre una materia no se traslada automáticamente a otra, es decir, un eximio concertista de piano no puede manejar un vehículo de fórmula uno. Se podrán preguntar, ¿por qué? Ese hombre ha estudiado toda su vida, posee una amplia cultura general y suele mirar programas de mecánica. Es más, tiene auto propio y jamás lo ha chocado. Parece muy evidente, pero nadie en su sano juicio pondría a un pianista detrás del volante de una Ferrari en el gran premio de Mónaco, como tampoco elegiría a **Lewis Hamilton** para interpretar una sinfonía de Beethoven en la *Scala de Milán*. Llamativamente en la política encontramos pianistas manejando autos de F1. Personas con un background completamente distinto que se han lanzado de un día para el otro a cargos de altísimo perfil y han resultado elegidos. De la misma manera, también podremos encontrar personajes con larga trayectoria política y carencia total de idoneidad.

Los organigramas de los gobiernos están atestados de ministerios, secretarias, subsecretarias y direcciones. Generalmente están conformadas por técnicos y grupos de trabajo muy capaces sin mayor trascendencia en el ámbito público o en la agenda mediática. Ilustres desconocidos, a quienes también podríamos denominar "las perillas del tablero". El trabajo responsable en equipo junto con la articulación y comunicación de los líderes con esas áreas es imprescindible para multiplicar su potencial y permitir que el gobierno funcione con la precisión de los engranajes de un reloj. En soledad y bajo la propulsión de los impulsos no se llega a un buen destino. El instinto y el prejuicio no son herramientas válidas para decidir sobre temas que impactan críticamente en la vida de millones de personas.

La lucha contra los microorganismos y la ignorancia llevan juntas mucho tiempo. La historia de la medicina parece repetirse en cuestiones que creíamos ampliamente superadas. **Ignác Semmelweis**, médico húngaro a cargo de dos salas de maternidad en Viena, observó en 1847 que la muerte por fiebre puerperal era más frecuente en el pabellón atendido por los médicos que en la sala que se encontraba a cargo de las parteras. Los estudiantes de medicina hacían sus prácticas realizando autopsias y posteriormente se encargaban también de los partos. Luego de barajar varias hipótesis, **Semmelweis** sospechó que la sustancia venenosa que producía las infecciones provenía de los cadáveres. Inmediatamente estableció el estricto cumplimiento de un procedimiento infrecuente para la época, *el lavado de manos*. Al poco tiempo logró reducir drásticamente la trágica muerte de miles de jóvenes madres. Los asesinos resultaron ser microscópicos, eran bacterias. Por supuesto, se demoró años en reconocer su descubrimiento y fueron muchas las muertes que pudieron haberse prevenido si los líderes de la época hubieran estado a la altura de las circunstancias.

A finales de 2019 una ciudad de China comenzó a ser noticia alrededor del mundo. Wuhan, la capital y metrópolis más populosa de la provincia de Hubei con alrededor de 11 millones de habitantes, saltó a la tapa de los diarios. Es considerada el centro político, económico, financiero, comercial y educacional de China central. Posee decenas de ferrocarriles, rutas y autopistas que la convierten en un nodo mayor de transporte. Esa característica fue, tal vez, la llave de lo que vendría. El 8 de diciembre se registraron los primeros casos de una neumonía atípica causada por un nuevo tipo de **Coronavirus**. Una cepa desconocida por el sistema inmune humano y altamente contagiosa comenzó su dispersión entre la población de forma exponencial. Las manos de los habitantes en los medios públicos de transporte, bares y comercios la trasladaban a las vías respiratorias de nuevos huéspedes durante el largo período de incubación asintomático.

El COVID19 produce un síndrome febril con compromiso de las vías aéreas en alrededor del 80% de los infectados sintomáticos y en un 20% agrega compromiso inflamatorio pulmonar que requiere de hospitalización en cuidados críticos. Puede variar desde una injuria pulmonar leve a un síndrome respiratorio con requerimiento de asistencia respiratoria mecánica. La mortalidad se comenzó a situar en alrededor del 5% de los casos. Para el 1 de enero de 2020 se había identificado un mercado húmedo en Huanan como el responsable del inicio de la epidemia: aparentemente una mutación habría permitido al virus pasar de un murciélago a un humano. Dos días después la Organización Mundial de la Salud (OMS) emitió su primer comunicado al respecto y el 22 de enero el gobierno chino anunció la cuarentena en Wuhan, Huanggang y Ezhou. El **31 de enero** la OMS declaró la **emergencia internacional.** Tan solo 40 días después, el **11 de marzo**, ocurrió lo tan temido: el virus alcanzó el estatus de **pandemia global** y comenzó a cobrarse cientos de miles de víctimas alrededor del globo. El mundo no había tomado nota de porqué China el 8 de febrero había sido noticia por la construcción, en tan solo 10 días, de un hospital de 1000 camas y 34000 m². Tampoco la OMS reaccionó con la celeridad requerida, aun contando con las advertencias acerca de nuevos casos de neumonía atípica enviadas al organismo por el gobierno de Taiwán el 31 de diciembre de 2019. Ante esta situación muchos líderes negaron o minimizaron peligrosamente la crisis sanitaria en un contexto bajo el cual un mensaje equivocado puede generar confusión y falsa confianza. Las consecuencias: miles de contagios y muertes que, como hemos visto, transcienden las fronteras de un país generando estragos humanitarios y económicos incalculables. Algunas frases que han impactado y rebotado en los medios del mundo son: "En abril el virus supuestamente morirá con el calor" (**Donald Trump**, Presidente de EEUU, el 10/02/20), "Veo que el desinfectante lo elimina en un minuto"… "Hay alguna manera que podamos hacer algo así mediante una inyección o algún tipo de limpieza…" (**Donald Trump**, Presidente de EEUU, el 23/04/20), "algunos morirán, es doloroso pero es así, queremos que los británicos desarrollen inmunidad" (**Boris Jonhson**, Premier Británico, apelando a la fallida estrategia de "inmunidad de rebaño", el 12/03/20), "esto es una gripecita" (**Jair Bolsonaro**, Presidente de la República Federativa de Brasil, el 24/03/20), "hay que abrazarse, no pasa nada" (**Manuel López Obrador**, Presidente de México, el 12/03/20), "no hay ninguna posibilidad de que exista coronavirus en Argentina" (**Ginés González García**, Ministro de Salud de la República Argentina, el 23/01/20), "la epidemia está bajo control" (**Iraj Harirchi**, Viceministro de Salud de Irán, sudando profusamente durante una conferencia de prensa, el 24/02/20 . Su prueba de COVID dio positivo al día siguiente), "no hay virus aquí, no los has visto volar, ¿verdad?" (**Alexander Lukashenko**, Presidente de Bielorrusia, jugando un partido de hockey sobre hielo en un estadio ante miles de espectadores, el 29/03/20), y muchas, muchas más. Al poco tiempo la mayoría de estos líderes, ante la evidencia incontrastable de la muerte, se vieron obligados a declarar diferentes formas de cuarentena, distanciamiento social y utilización pública de barbijos. Sucedió recién entre marzo y abril de 2020. Inmediatamente solicitaron también socorro financiero y ayuda a las industrias de suministros médicos para poder hacer frente a la crisis advertida por la comunidad científica. En múltiples entrevistas recientes, **Yuval Noah Harari**, filósofo e intelectual israelí y autor del bestseller "*Sapiens*", remarcó un concepto central: "Por muchos motivos no se puede lidiar con esta epidemia en el nivel de una sola nación… El activo más importante es la información… No podemos vencer esta crisis sin una cooperación global efectiva". El 31 de diciembre, exactamente un mes antes de la declaración de la emergencia internacional, el Reino Unido había dejado de formar parte de la Unión Europea.

¿Qué sucede cuando el síndrome del VIP se manifiesta durante el trascurso de una pandemia? ¿Qué efectos se suscitan cuando sus consecuencias son padecidas por la gente que tiene a su cargo? ¿Qué ocurre cuando los supuestos "superpoderes" de inmunidad se proyectan sobre una nación? ¿Qué sucede cuando las creencias personales del líder son impuestas por sobre los intereses del Gobierno o del Estado de un país? La actual situación ha dejado expuestos a los gobernantes del mundo y nos ha sorprendido más allá de lo que creíamos posible. La omnipotencia, característica del síndrome VIP, es la contracara de la posición que adoptaría una persona avalada por las evidencias científicas. La falsa inmunidad proyectada ha tenido vastas consecuencias humanitarias, y solo ha transcurrido el primer trimestre de 2020. Proteger a un dignatario es complejo. Un líder que no escucha muy pronto estará rodeado de gente que no tiene nada para decir. El 27 de marzo **Boris Johnson** anunció estar infectado con Coronavirus y el 6 de abril fue ingresado por dificultad respiratoria en el área de cuidados críticos del Hospital St. Thomas en Londres. Un mandatario debe comprender en su fuero íntimo que la UPD no está protegiendo simplemente a un hombre o una mujer que desempeña un trabajo. Está protegiendo al líder de un país o región y con ello también se encuentra velando por la estabilidad política, económica, etcétera. Las unidades técnicas deben hacer todo lo posible para trasmitir mensajes claros, ayudando así al VIP a replicar las más estrictas recomendaciones disponibles en el campo de la ciencia. Las UPD deben insistir en su rol de protección brindando información práctica y actualizada para evitar contagios en las primeras líneas del poder que pueden poner a una administración en virtual pausa. También deben ayudar a cuidar celosamente la imagen pública de los funcionarios con actitudes que puedan contradecir las recomendaciones oficiales emitidas. **Boris Johnson** parece haberlo comprendido porque lo vivió en primera persona. Al salir del hospital agradeció a los médicos y especialmente a dos enfermeros de origen extranjero que lo atendieron incansablemente. Espero que el mundo no demore el mismo tiempo que debió esperar **Semmelweis** para ser reconocido y que los pilotos de F1 tomen sus posiciones. De lo contrario, y muy probablemente, será demasiado tarde.

Propuesta de proyecto de ley

Este último capítulo es una propuesta para el futuro que permita la consolidación de la UMPA como una unidad de elite y pueda servir de inspiración para otras unidades homólogas.

La salud presidencial es un tema que concierne a la seguridad nacional, las UPD deben estar reguladas y la vía institucional adecuada es mediante una ley. Deben establecerse como unidades con continuidad científica dentro de los organismos gubernamentales, formados por profesionales de probada idoneidad e independientes de los avatares políticos. La falta de estabilidad impide que se establezca un hilo conductor de políticas internas de trabajo y de consolidación de lo realizado para generar un ciclo virtuoso de mejora continua. Así como sucede en muchas otras organizaciones, la refundación cíclica permanente es completamente nociva para el crecimiento institucional, por ello creo necesario que exista una norma que proteja la integridad de la UMPA y le permita consolidarse como una unidad de excelencia en este campo.

Para ello presento a continuación una serie de puntos a modo de propuesta para ser incluidos en un eventual proyecto legislativo:

1. Incorporación de miembros calificados por áreas de expertise. Las unidades requieren como mínimo equipos de especialistas médicos en atención prehospitalaria, emergencias, enfermeros especializados, especialistas en farmacia y choferes entrenados en conducción táctica y caravanas de seguridad. El personal deberá ser elegido mediante concurso público.

2. Incorporación del médico personal del dignatario a modo de asesor y facilitador de la comunicación. Deberá cumplimentar los requisitos de entrenamiento básico y permanente.

3. Cada uno de los integrantes del equipo deberá contar con las siguientes certificaciones internacionales actualizadas: Basic Life Support (BLS), Prehospital Trauma Life Support (PHTLS), Advanced Cardiac Life Support (ACLS), FCCS (Fundamental Cri-

tical Care Support), Tactical Combat Casualty Care (TCCC) y PALS (Pediatric Advanced Life Support).

4. Se deberá implementar un cronograma de entrenamiento permanente en las áreas esenciales para la atención de dignatarios.

5. Definición de la ubicación del equipo médico durante las actividades y desplazamientos. Deberá procurarse por todos los medios que la UPD cuente siempre con un lugar próximo al mandatario durante los traslados (terrestres o aéreos), en las actividades y lugares en que se encuentre. Asimismo se deberá establecer la coordinación con el equipo de seguridad permitiendo una inmediata respuesta conjunta en caso necesario.

6. El equipo médico y de seguridad deberán estar integrados mediante un circuito cerrado de comunicaciones.

7. Conformación de avanzadas. Son operativos obligatorios para la preparación de las coberturas. El equipo médico mínimo de evaluación y asistencia deberá estar conformado al menos por dos integrantes.

8. Renovación de equipamiento. Las organizaciones deben asegurarse de poseer equipamiento funcional y acorde al estado del arte de las especialidades necesarias para su funcionamiento. El mismo incluye la flota completa de móviles médicos.

9. Renovación de autoridades. Las organizaciones deben asegurarse establecer un mecanismo de renovación de autoridades cada 4 a 6 años, con la posibilidad de dar lugar a nuevos profesionales. Se deberá procurar que este proceso no coincida con el recambio electoral.

10. Aquellos integrantes que hayan ocupado posiciones ejecutivas podrían permanecer ligados a la organización mediante su incorporación a un comité asesor.

11. Dedicación no exclusiva. La pérdida de entrenamiento es un problema inherente a este tipo de rol. Todo profesional deberá destinar al menos un 30% de su tiempo a la actividad hospitalaria.

12. Los móviles que funcionen para el tratamiento y traslado médico del dignatario (ambulancias o vehículos médicos de rápida respuesta) estarán equipados con la tecnología equiparable a una uni-

dad de terapia intensiva móvil y poseerán identificaciones diferenciales para conformar la caravana de seguridad. Deberán cumplir con los controles y reglamentaciones correspondientes a su tipo según la ley vigente. Por cuestiones de seguridad y confidencialidad estarán exceptuados de poseer las identificaciones exteriores requeridas para este tipo de móviles.

Para finalizar los invito a copiar el último link en su navegador con un breve video que resume en algunas imágenes nuestro trabajo: https://youtu.be/ dTBwdXyYH68

Agradecimientos

Al Presidente Mauricio Macri y su esposa Juliana Awada por el apoyo permanente a nuestra gestión, acompañados de gestos de sencillez y calidez humana.

Al incondicional respaldo de mi familia para llevar adelante este proyecto, en especial a mi esposa Bárbara que fue una ayuda esencial para corregir incansablemente el texto.

Al Dr. Simón Salzberg, Director de la UMPA durante el período 2016-2019 quien me dio la oportunidad de ocupar el rol de Subdirector, me acompaño y más importante de todo, me dejó volar con mis propuestas e ideas. Hemos hecho un trabajo del cual me siento profundamente orgulloso.

Al Licenciado Pablo Avelluto por su revisión y crítica constructiva.

A los colegas de toda la Argentina y el extranjero, directores de hospitales y sanatorios, directores de emergencias, médicos que han trabajado con nosotros a la par y con los cuales he aprendido realmente mucho.

A Micaela y Marcelo por sumarse a este proyecto con sus hermosos capítulos aportando su conocimiento y experiencia.

A todos los miembros de la Unidad Médica Presidencial Argentina por su silencioso y valiente trabajo diario; y a los numerosos equipos de las diferentes áreas de Gobierno que trabajaron con nosotros codo a codo, especialmente Custodia Presidencial, La Casa Militar, el área de Ceremonial y personal de la Quinta Presidencial de Olivos.

Bibliografía

1. Bono visitó a la Presidente en Casa Rosada. https://www.infobae.com/2011/03/29/572529-bono-visito-la-presidente-casa-rosada/

2. B. Aaron, D. Rockoff. The Attempted Assassination of President Reagan. Medical Implications and Historical Perspective. JAMA 1994; 272:1689.

3. David Alfandre, Sarah Clever, Neil J. Farber, Mark T. Hughes, Paul Redstone, Lisa Soleymani Lehmann. Caring for 'Very Important Patients'—Ethical Dilemmas and Suggestions for Practical Management. The American Journal of Medicine 2016, 129: 143-147.

4. Lerner BH. Revisiting the death of Eleanor Roosevelt: was the diagnosis of tuberculosis missed? Int J Tuberc Lung Dis 5(12):1080–1085.

5. Guzman JA, Sasidhar M, Stoller JK. Caring for VIPs: nine principles. Cleve Clin J Med. 2011;78:90–4.

6. Al Mulhim M A, Darling R G, Kamal H, et al. (October 22, 2019) Dignitary Medicine: A Novel Area of
Medical Training. Cureus 11(10): e5962. DOI 10.7759/cureus.5962

7. Detuvieron a un hombre que había realizado amenazas telefónicas contra Macri en Mar del Plata.
https://www.lavoz.com.ar/politica/detuvieron-un-hombre-que-habia-realizado-amenazas-telefonicas-contra-macri-en-mar-del-plata

8. Mobarak A. Al Mulhim, Robert G. Darling, Ritu Sarin, Alex Hart, Hetaf Kamal, Abdullah Al Hadhirah,
Amalia Voskanyan, Lewis Hofmann, Bradley A. Connor, Roger A. Band, James Jones, Richard Tubb,
Ronny Jackson9, Amado Alejandro Baez, Edward Wasser, Sean Conley, William Lang and Gregory Ciottone. A dignitary medicine curriculum developed using a modified Delphi methodology. Mulhim et al. International Journal of Emergency Medicine (2020) 13:11.

9. Macri sumó otro cardiólogo a la unidad médica presidencial. https://www.clarin.com/politica/macri-cardiologo-unidad-medica-presidencial_0_BkTKOuPd.html

10. "Lo más probable en un presidente es un evento cardíaco". https://www.telam.com.ar/notas/201610/167929-lo-mas-probable-en-un-presidente-es-un-evento-cardiaco.html

11. Confirman que Mario Abdo Benítez, presidente de Paraguay, contrajo dengue. https://cnnespanol.cnn.com/2020/01/22/confirman-que-mario-abdo-benitez-presidente-de-paraguay-contrajo-dengue/

12. https://www.elnueve.com/macri-se-descompenso-en-ecuador.

13. Mauricio Macri sufrió una "leve descompensación" en Ecuador y adelantó su regreso al país. https://www.infobae.com/politica/2017/05/24/mauricio-macri-sufrio-una-leve-descompensacion-en-ecuador/

14. Hospital Workers Punished for Peeking at Clooney File. https://www.nytimes.com/2007/10/10/nyregion/10clooney.html

15. El Argerich se prepara para atender al presidente Kirchner. https://www.clarin.com/ediciones-anteriores/argerich-prepara-atender-presidente-kirchner_0_S12eqzkxAKx.html

16. Paulus Kirchhof, Stefano Benussi, Dipak Kotecha et al. 2016 ESC Guidelines for the management of atrial fibrillation developed in collaboration with EACTS. European Heart Journal (2016) 37, 2893–2962.

17. Guirguis-Blake JM, Beil TL, Senger CA, Coppola EL. Primary Care Screening for Abdominal Aortic Aneurysm: Updated Evidence Report and Systematic Review for the US Preventive Services Task Force. *JAMA*. 2019; 322 (22): 2219–2238. doi:10.1001/jama.2019.17021

18. DS. Chadha, S Sharma , R Sivasankar ,N Kudva , G Sabhiki , A Behl. Abdominal Sonography in the Medical Evaluation of Aviation Aspirants. Aviation, Space, and Environmental Medicine, 2010; 81: 965-969.

19. C A Andersen, S Holden,J Vela, M Skovdal Rathleff, M Bach Jensen. Point-of-Care Ultrasound in General Practice: A Systematic Review. Ann Fam Med 2019; 17:61-69. https://doi.org/10.1370/afm.2330

20. Sogol Javaheri, Susan Redline. Insomnia and Risk of Cardiovascular Disease. Chest 2017; 152(2):435-444.

21. GlennN.Levine, Richard A. Lange, C.Noel Bairey-Merz, Richard J.Davidson, Kenneth Jamerson, Puja K. Mehta, Erin D. Michos, et al. on behalf of the American Heart Association Council on Clinical Cardiology; Council on Cardiovascular and Stroke Nursing; and Council on Hypertension. Meditation and Cardiovascular Risk Reduction. A Scientific Statement From the American Heart Association. J Am Heart Assoc. 2017;6: e002218. DOI: 10.1161/JAHA.117.002218.

22. S. C. Manchanda, Kushal Madan. Yoga and meditation in cardiovascular disease. Clin Res Cardiol. 2014;103(9):675–680. doi:10.1007/s00392-014-0663-9.

23. Nawrot TS, Perez L, Kunzli N, Munters E, Nemery B. Public health importance of triggers of myocardial infarction: a comparative risk assessment. Lancet 2011;377: 732–740.

24. Kivimaki M, Nyberg ST, Batty GD, Fransson EI, Heikkila K, Alfredsson L, Bjorner JB, Borritz M, Burr H, Casini A, Clays E, De Bacquer D, Dragano N, Ferrie JE, Geuskens GA, Goldberg M, Hamer M, Hooftman WE, Houtman IL, Joensuu M, Jokela M, Kittel F, Knutsson A, Koskenvuo M, Koskinen A, Kouvonen A, Kumari M, Madsen IE, Marmot MG, Nielsen ML, Nordin M, Oksanen T, Pentti J, Rugulies R, Salo P, Siegrist J, Singh-Manoux A, Suominen SB, Vaananen A, Vahtera J, Virtanen M, Westerholm PJ, Westerlund H, Zins M, Steptoe A, Theorell T. Job strain as a risk factor for coronary heart disease: a collaborative meta-analysis of individual participant data. Lancet 2012; 380:1491–1497.

25. Oficializan a la nueva cúpula de la Unidad Médica Presidencial. https://www.clarin.com/politica/oficializan-cupula-unidad-medica-presidencial_0_E12_06z-W.html

26. Reunión en Olivos. Cristina rechazó colaborar con Macri para la transición. https://www.clarin.com/politica/reunion-olivos-cristina-macri-transicion_0_ByO-klFDQg.html

27. Cristina no le entregó los atributos a Macri para evitar una "rendición". https://www.lanacion.com.ar/politica/cristina-no-le-entrego-los-atributos-a-macri-para-evitar-una-rendicion-nid2241763

28. Murió un amigo de Mauricio Macri mientras jugaban al paddle en su quinta. https://www.lanacion.com.ar/politica/murio-amigo-mauricio-macri-quinta-los-abrojos-nid1856090

29. Atención sanitaria. El jefe del estado eligió un hospital público como centro asistencial de cabecera. El Argerich se prepara para atender

al presidente Kirchner. https://www.clarin.com/ediciones-anterio-res/argerich-prepara-atender-presidente-kirchner_0_S12eqzkxAKx.html

30. En el hospital Argerich, la unidad de atención presidencial per-manece sin uso. https://www.lanacion.com.ar/politica/en-el-hos-pital-argerich-la-unidad-de-atencion-presidencial-permane-ce-sin-uso-nid1636379

31. La polémica hospitalaria. https://www.pagina12.com.ar/diario/el-pais/1-139902-2010-02-09.html

32. Ahora sólo esperan el alta para ir a Olivos. https://www.pagina12.com.ar/diario/elpais/1-139901-2010-02-09.html

33. Establecimientos - Hospitales y Centros de Salud. https://www.bue-nosaires.gob.ar/salud/establecimientos?utm_source=Google&utm_medium=Search&utm_campaign=Salud&utm_content=TextAd

34. Alerta por cuatro personas que intentaron ingresar a la quinta "Los Abrojos" de Mauricio Macri.
https://www.perfil.com/noticias/politica/quinta-los-abro-jos-de-mauricio-macri-detienen-a-cuatro-personas-por-inten-tar-ingresar.phtml

35. El Presidente Macri visitó INVAP y presidió el acto de lanzamien-to de FRONTEC S.A. http://www.invap.com.ar/es/la-empresa/sala-de-prensa/novedades/1412-el-presidente-macri-visito-in-vap-y-presidio-el-acto-de-lanzamiento-de-frontec-s-a.html

36. Barack Obama ya descansa en Bariloche con su familia. https://www.lanacion.com.ar/politica/barack-obama-llego-a-bariloche-para-des-cansar-con-su-familia-nid1883079

37. Macri se alojó en el Sur, en la casa de un millonario polémico. https://www.clarin.com/politica/macri-alojo-sur-millonario-polemico_0_Vk72moApx.html

38. President George W. Bush fainted after choking on a pretzel in 2002 - New York Daily News. https://www.nydailynews.com/news/national/prez-chokes-pretzel-faints-article-1.490564.

39. Mauricio Macri desoyó los consejos del Ministerio de Seguridad y viaja en avión de línea. https://www.clarin.com/politica/macri-desoyo-consejos-ministerio-seguridad-viaja-avion-linea_0_RaitC3Yn3.html

40. A pesar de las recomendaciones del Ministerio de Seguridad, Mauricio Macri viajará a la India en un vuelo de línea. https://www.infobae.com/politica/2019/02/06/a-pesar-de-las-recomendaciones-del-ministerio-de-seguridad-mauricio-macri-viajara-a-la-india-en-un-vuelo-de-linea/

41. Familia se baja del avión de AMLO por "seguridad". https://depesoyucatan.com/alerta-roja/noticias-hoy-familia-se-baja-del-avion-de-amlo-por-seguridad/

42. En foco. Los peligros que corre Mauricio Macri por viajar en vuelos comerciales. https://www.clarin.com/opinion/peligros-corre-macri-anda-aire_0_S1ej-8N6Nf.html

43. Ver entrevista televisiva. Minuto 31:25 seg. https://www.youtube.com/watch?v=y-xJauNymQE

44. Christian Caroli, Diego Hoffmann, Alejandro García, Gastón Costa, Mariano Giorgi, Simón Salzberg. Unidad Médica Presidencial Argentina. Relevamiento de la red hospitalaria Argentina y recursos

para patologías de hora de oro. Revista de la Facultad de Ciencias Médicas de Córdoba 2020; 77(1): 1-6 1.

45. Christian Caroli, Diego Hoffmann, Alejandro García, Gastón Costa, Mariano Giorgi, Simón Salzberg. Unidad Médica Presidencial Argentina. Relevamiento de la red hospitalaria Argentina y recursos para patologías de hora de oro. Revista de la Facultad de Ciencias Médicas de Córdoba 2020; 77(1): 1-6 1.

46. Mauricio Macri quedó cara a cara con un hombre que lo increpó. https://www.perfil.com/noticias/politica/cordoba-mauricio-macri-increpado.phtml

47. Piden la detención de un dirigente de ATE Neuquén por la agresión a Macri en Traful. https://www.diarioandino.com.ar/noticias/2017/07/27/207620-piden-la-detencion-de-un-dirigente-de-ate-neuquen-por-la-agresion-a-macri-en-traful

48. La investigación por la agresión a Macri en Villa Traful pasó a la justicia federal. https://tn.com.ar/politica/la-investigacion-por-la-agresion-macri-en-villa-traful-paso-la-justicia-federal_763138

49. Macri contó por qué lloró en el Colón y destacó el rol de "La Hechicera". https://www.infobae.com/noticias/2018/12/03/macri-conto-por-que-lloro-en-el-colon-y-destaco-el-rol-de-la-hechicera/